Practical ECG for Exercise Science and Sports Medicine

运动医学和运动科学实用心电图

U0196554

Practical ECG for Exercise Science
and Sports Medicine

运动医学和运动科学
实用心电图

原　　著　Greg Whyte

　　　　　Sanjay Sharma

主　　审　胡大一

主　　译　布艾加尔·哈斯木　孟晓萍

北京大学医学出版社

YUNDONG YIXUE HE YUNDONG KEXUE SHIYONG XINDIANTU

图书在版编目（CIP）数据

运动医学和运动科学实用心电图/（英）格雷·怀特（Greg Whyte），（美）桑杰·莎玛（Sanjay Sharma）原著；布艾加尔·哈斯木，孟晓萍主译. —北京：北京大学医学出版社，2018.12

书名原文：Practical ECG for Exercise Science and Sports Medicine

ISBN 978-7-5659-1910-7

Ⅰ.①运⋯　Ⅱ.①格⋯　②桑⋯　③布⋯　④孟⋯

Ⅲ.①运动（生理）—心电图—诊断　Ⅳ.①R540.4

中国版本图书馆 CIP 数据核字（2018）第 267308 号

北京市版权局著作权合同登记号：图字：01-2017-1644

Practical ECG for Exercise Science and Sports Medicine
Greg Whyte，Sanjay Sharma
ISBN 978-0-7360-8194-8
Copyright © 2010 by Greg Whyte and Sanjay Sharma

运动医学和运动科学实用心电图

主　　译：布艾加尔·哈斯木　孟晓萍
出版发行：北京大学医学出版社
地　　址：(100191) 北京市海淀区学院路 38 号　北京大学医学部院内
电　　话：发行部 010-82802230；图书邮购 010-82802495
网　　址：http://www.pumpress.com.cn
E - mail：booksale@bjmu.edu.cn
印　　刷：北京瑞达方舟印务有限公司
经　　销：新华书店
策划编辑：高　瑾
责任编辑：畅晓燕　　责任校对：靳新强　　责任印制：李　啸
开　　本：889mm×1194mm　1/16　印张：8.75　字数：220 千字
版　　次：2018 年 12 月第 1 版　2018 年 12 月第 1 次印刷
书　　号：ISBN 978-7-5659-1910-7
定　　价：50.00 元
版权所有，违者必究
（凡属质量问题请与本社发行部联系退换）

译者名单

主　　审　胡大一

主　　译　布艾加尔·哈斯木　孟晓萍

副 主 译　袁斌斌　张斯斯　孟宇博　刘培良　戴柔丽

译　　者　（按姓名汉语拼音排序）

布艾加尔·哈斯木（南京明基医院）

包佳盛（浙江医院）

戴柔丽（南京浦口医院）

丁　倩（长春中医药大学附属医院）

董　啸（长春中医药大学附属医院）

高占辉（南京明基医院）

韩珊珊（长春中医药大学附属医院）

金　静（四川省人民医院）

李　博（长春中医药大学附属医院）

李桂华（大连医科大学附属第二医院）

李景君（海南省琼海市中医院）

李晓川（长春中医药大学附属医院）

廉秋芳（延安大学咸阳医院）

梁聪颖（长春中医药大学附属医院）

刘培良（沈阳金秋医院）

刘淑芬（北京协和医院）

刘园园（天津市胸科医院）

鲁静朝（河北医科大学第二医院）

孟晓萍（长春中医药大学附属医院）

孟宇博（长春中医药大学附属医院）

申　俊（长春中医药大学附属医院）

孙　阳（长春中医药大学附属医院）

王　超（长春中医药大学附属医院）

王　莉（吉林大学第二医院）

吴　健（哈尔滨医科大学附属第二医院）

薛锦儒（吉林大学中日联谊医院）

杨　雪（长春中医药大学附属医院）

袁斌斌（南京明基医院）

张婧娴（长春中医药大学附属医院）

张斯斯（长春中医药大学附属医院）

赵　丽（长春中医药大学附属医院）

赵　威（北京大学附属第三医院）

朱利月（浙江医院）

朱　琳（长春中医药大学附属医院）

译者前言

医学史上有两项检查与诊断技术在临床应用中已逾百年而久盛不衰。一项是 X 线检查，该检查的发现与发明者伦琴 1900 年荣膺首届诺贝尔物理学奖；另一项则是心电图检查，其发明者 Einthoven 于 1924 年荣获诺贝尔生理学或医学奖。Einthoven 于 1903 年完成的弦线式心电图的记录只是迈出了第一步，随着心电图记录导联系统的推出与完善，心电图应用范围不断扩大，新的心电图波与心电现象相继被发现，心电图检查已成为临床四大常规检查项目之一。

由于近年来医疗逐利的误导，医疗实践中相当普遍地过度使用高成本、有伤害的影像技术，而不重视心电图，尤其是运动负荷心电图的规范应用。

本书从理论到实践，循序渐进地讲述了心电图的基础理论、正确操作以及如何判读，重点讲述了运动时心电图的改变、运动员心脏及其心电图的特殊性。随着心肺预防与康复事业的蓬勃发展，心脏病患者不应长期静养，而需在医护人员指导下进行适宜的运动，促进心肺功能恢复，提高生活质量，减少疾病复发和延长寿命。本书可用作心肺预防与康复医护人员、治疗师及相关专业的非心脏专科医生的参考用书，及时判断患者心电图的变化是否病理性改变，还是由于运动应激后出现的正常反应。另外，从运动医学的专业角度看，当一个看似健康的年轻运动员在运动中猝死，这种悲剧令人难以接受。尝试让所有的年轻运动员都做心电图检查以发现心脏隐匿问题，避免上述情况发生似乎是正确的做法。本书特别针对运动员这一特定群体，讲述其心电图的特点，描述了运动员长期锻炼的生理性改变及其与病理性改变的区别，有助于及早识别病理状态。

本书内容详实，理论联系实际，除了作为专业人员的参考用书之外，也可作为医学生教材的有效补充，加深对心电图的理解。

胡大一

2018-12-10

原著前言

19 世纪后期荷兰医生 Einthoven 首次描述了心电图的概念，发明了双极肢体导联。20 世纪 30 年代，Frank N. Wilson 及其团队创立了六个胸导联。Goldberger 医生又发明了三个加强肢体导联。之后的年代，心电图成为评估心脏电生理功能最广泛使用的无创工具。心电图可以发现与电传导系统及其形态、功能和循环有关的信息，从而提供检查心脏的机会。本书综述了 100 余篇专业文献、大量的书籍，经历了十余年观察并分析了大量从临床患者到运动员的静息和运动状态下的心电图。

本书为不熟悉心电图的工作者提供了帮助，也可作为在运动医学和运动科学领域的工作者的工具用书。本书共有七章，从理论到实践，详细描述了 100 余份心电图的特点并做了详细解释。第一章总体概述了心脏及电传导系统的形态和功能。静息及运动状态下的心脏功能检查为心电图的解读提供了理论基础。第二章讲述了心率和节律的监测方法，促进对现有测量方法的理解。第三、四、五章讲述了在静息和运动状态下进行心电图检查。第三章主要讲述如何获得 12 导联心电图，解决常见问题。第四章讲述了如何通过正常和异常的心电图来进一步发现心脏问题。每一种心脏问题均附有心电图示例。第五章主要讲述了运动心电图。运动可以产生一种特定的生理状态，从而挑战心肺功能。因此，运动心电图成为识别一系列心脏病理状态的有效工具，包括冠心病、运动诱发的心律失常，以及左心室生理或病理性增大的鉴别。运动心电图用来识别心肌缺血已有数十年历史，随着运动心电图在心脏疾病的诊断和鉴别诊断中的重要性逐渐被认识，它在心脏科的应用越来越广泛。第六章主要讲述运动员的心脏。运动员长期训练可以引起心脏增大、心室壁变厚、听诊可闻及额外心音、窦性心动过缓以及心电图异常。这些生理性改变与某些病理状态类似，因此鉴别诊断很重要，尤其是运动员中可能导致心源性猝死的疾病，需要及早进行明确诊断。了解运动员在静息及运动状态下可能出现的异常改变对运动科学工作者也很重要。第七章主要以病例分析的形式展示了运动员心脏可能出现的一些问题。

对于非心脏内科医生，包括健康管理者、运动医学专家、物理治疗师、临床运动生理学家以及运动科学家，了解静息及运动状态下的心电图并能做合理的解读日益重要。本书所含内容可供各学科的本科生及研究生教学使用。另外，本书可供健康管理者对运动员或久坐个体进行静息状态和运动负荷的心电图检查时使用。

目 录

第三部分

运动员心脏

心脏的结构和功能

第一部分介绍了心脏以及有关心电图的基础知识。其中，第一章概述了心脏的解剖，以及心脏和电传导系统的形态学。静息和运动时的心功能检查提供了解读心电图的基础理论。第二章阐述了监测心率和心律的方法，促进对不同测量方案的理解。第二部分将开始详细论述静息和运动状态的心电图。第三部分将集中论述运动员心脏的相关理论及病例分析。

1

心 脏

心脏是位于胸腔中纵隔内的四腔肌肉泵。左心（左心房和左心室）负责把血液泵入体循环，而右心（右心房和右心室）负责把血液泵入肺循环。心脏外面有一层很薄的纤维囊包裹，称为心包。心脏由三层结构组成：心外膜、心肌和心内膜。心肌由网状心肌细胞组成，形成很多分支，首尾相连，以利于动作电位的传播，从而使心电冲动从一个点兴奋传导到整个心肌（功能合胞体），引起收缩。

在一个心动周期中，电、机械、瓣膜共同协作，形成两个不同的相：收缩期和舒张期。标志着心脏收缩开始的动作电位从窦房结的起搏细胞发出，波浪状传导至心房，导致心房除极（收缩），在心电图上表现为 P 波。动作电位到达房室结后，沿着希氏束、左右束支和浦肯野纤维传导，导致心室除极（心室收缩），心电图上表现为 QRS 波。心室复极表现在心电图上是 T 波，形成完整的 P-QRS-T 波群。电活动转化为肌肉收缩特征性表现为长度-张力、强度-速度、压力-容积三组关系。

运动状态下，正常的心脏会由于神经激素的调节引起变时性（心率）和肌力（收缩力）的改变，从而引起心率增快、每搏量增加，最终增加心排血量，导致心肌耗氧量的增加。

心脏解剖

心脏是一个位于胸腔中纵隔的肌肉泵结构，大小约如握紧的拳头，面向胸骨左缘，呈钝圆锥形。圆锥的上平面称为基底，顶点称为心尖。心底向后指向右肩，心尖向前指向左髋关节，可在左侧第五肋间触及。右心室面向前胸壁。

心脏有四个腔，分成两个泵（见图 1.1）。右心房接受上、下静脉回收自体循环的相对缺氧的静脉血，经过三尖瓣流入右心室，然后经肺动脉瓣把血液泵入肺动脉（肺循环）。左心房通过四个肺静脉接受肺循环的血液，经过二尖瓣流入左心室，经主动脉瓣把血液泵入主动脉，随后进入体循环。

心房和心室由非渗透性的间隔隔开，分成左心和右心系统。心房和心室之间由纤维环相隔，称为房室环，供心房肌和心室肌附着及插入，同时作为二尖瓣、三尖瓣、主动脉瓣及肺动脉瓣的附着点。

心脏被一个薄层纤维囊性结构包裹，称作心包。心脏由三层组成：心外膜、心肌和心内膜（见图 1.2）。心包和心外膜之间存在少许心包液，起润滑作用。心外膜由一层间皮细胞覆盖在心肌细胞（心肌）外，相对较硬，可以防止心脏的急性增大。心内膜覆盖心肌的内层，由内皮细胞构成，是血管内皮的延续。

在房室环水平可见一大的冠状沟环绕心脏（冠状动脉沿此沟走行），另有两条纵行沟从冠状沟向下延伸，分别是前室间沟和后室间沟，它们是左、右心室的表面分界。

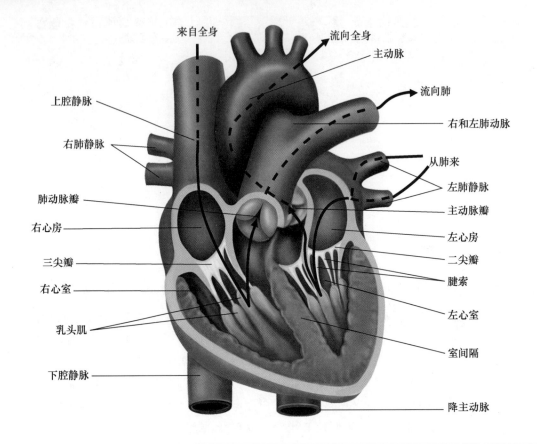

图 1.1　心腔结构

Reprinted, by permission, from J. Wilmore, D. Costill and W. L. Kenney, 2008, Physiology of sport and exercise, 4th ed. (Champaign, IL: Human Kinetics), 125.

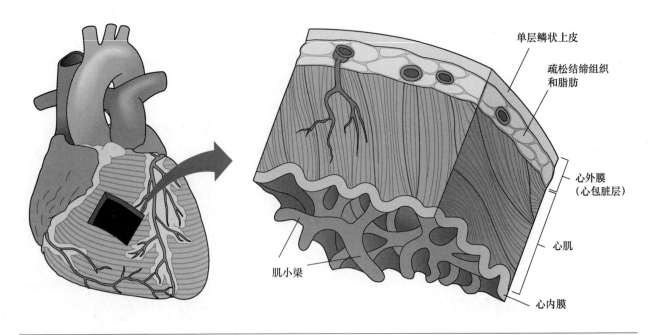

图 1.2　心室壁局部放大图,显示出心外膜、心肌和心内膜

左右冠状动脉是给心肌供血的主要动脉，起源于升主动脉根部的主动脉窦，右冠状动脉比左冠状动脉稍小，供应小半个心肌组织。右冠状动脉沿着冠状沟走行，从升主动脉到达心脏的后部。右冠状动脉分支供应右心室侧壁，其中有一分支叫后室间支，沿着后室间沟走行，主要供应心脏的后壁和下壁。左冠状动脉沿前室间沟下行，分支出前降支（前室间支）和回旋支。前降支供应心脏前壁的大部分。回旋支沿着冠状沟到达心脏后部供血给心脏后壁。回旋支的一个边缘支供血给左心室侧壁（见图1.3）。

心大静脉由左心发出，小静脉从右心发出，汇聚于后冠状沟，将血液回流至冠状窦，进入右心房。部分小静脉血液直接回流入冠状窦或者右心房。

心肌由心肌细胞组成。心肌细胞与骨骼肌细胞有很多相似之处，均是由肌动蛋白和肌球蛋白组成肌丝，由A、I、H带和M、Z线构成肌小节。但是心肌细胞比骨骼肌细胞更短、更细，多数有分支，首尾相连形成网状结构（合胞体），线粒体密度更高。另外，每一个心肌细胞都有一个单独的细胞核。心肌细胞肌浆网比骨骼肌细胞延伸得少，位于Z线上的T小管更宽。相邻两心肌细胞连接处由高密度的闰盘相连，闰盘之间存在低电阻的电通路，形成缝隙连接，以利于电传导。闰盘上的桥粒将心肌细胞连接在一起，给细胞间张力传导提供通路。这些结构特点可以产生动作电位，导致心肌收缩并扩展至整个心肌（功能合胞体）。

心脏功能

心动周期是指在一次完整的心跳中，电、机械和瓣膜间的关系（见图1.4）。静息状态下心率70次

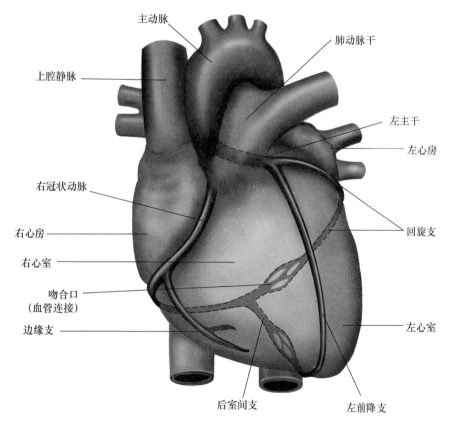

图1.3　心脏循环系统

Reprinted, by permission, from J. Wilmore, D. Costil and W. L. Kenney, 2008, Physiology of sport and exercise, 4th ed. (Champaign, IL: Human Kinetics), 127.

/分，心动周期持续 0.85 s，分为两相：收缩期和舒张期。静息状态下心室收缩期持续约 0.3 s，舒张期 0.55 s，而心率 200 次/分时，收缩期则缩短为 0.15 s，舒张期也是 0.15 s，整个心动周期持续 0.3 s。

一个心动周期中左右心系统收缩的顺序是类似的，仅有轻微的差异。电活动从心房传导导致右心房的收缩略先于左心房。而在心室系统，由于肺动脉压力较低，右心室射血略先于左心室，但仍然是左心室收缩在先。同样，由于肺动脉压力较低，右心室射血时间长于左心室，导致肺动脉瓣关闭延迟。

在舒张中期，心房收缩之前，心房压和心室压均很低，而心房压略高于心室压，导致房室瓣打开，血液流入心室，此时心房不收缩（称为充盈早期）。心房除极前，心室容积约有 80% 充盈，心电图上表现为 P 波（见后文详细描述）。P 波结束时，心房收缩，心房压力增加（a 波，见图 1.4），将残留血液射入心室，使心室内压力进一步提高。此时的心室容积称为舒张末期容积（end-diastolic volume，EDV），静息状态下站立位约 130 ml，仰卧位增加到 160 ml。

心室舒张终止于心室除极结束，在心电图上表现为 QRS 波群。心室收缩早期心室内压力快速上升，使房室瓣关闭，产生一个低钝的心音，胸部听诊可闻及，称为第一心音。随后心室肌持续收缩，而房室瓣与半月瓣保持关闭，心室内压力急剧升高，关闭的房室瓣凸入心房，使心房内压力增高形成 c 波（左心房压升高约 10 mmHg，右心房压升高约 5 mmHg）。

当心室压力超过主动脉及肺动脉内压力时，两侧半月瓣被冲开，血压快速射入主动脉和肺动

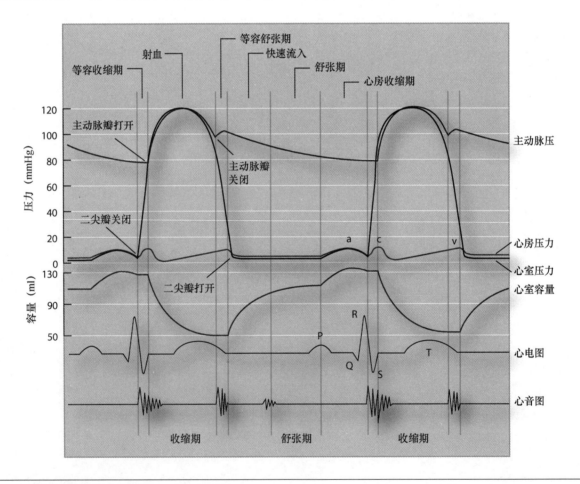

图 1.4　心脏循环过程中左心室的电、机械及瓣膜活动

Figure 14.27，p.433 fom HUMAN PHYSIOLOGY，2ND ED. BY Dee Unglaub Silverthorn. Copyright © 2001 Prentice-Hall，Inc. Reprinted by permission of Pearson Education，Inc.

脉，使主动脉及肺动脉内压力快速升高（主动脉：舒张压 80 mmHg，收缩压 120 mmHg；肺动脉：舒张压 8 mmHg，收缩压 25 mmHg）。在心室射血过程中心室容积缩小，房室环向下移动，使心房容积稍增便导致房内压降低（X 降波）。

收缩中期心电图上出现 T 波提示心室复极，在 T 波终末部位，心室肌开始舒张，心室内压力急剧下降。左心室在收缩早期快速射出大量血液，随着左心室压力逐渐下降直至低于主动脉内压力，射血逐渐减慢。由于外周阻力的影响，从左心室射出的血液仅有约一半在主动脉内推进，另一半用于维持主动脉的弹性扩张储备，直至主动脉的弹性反冲将其推进体循环系统。

收缩末期心室内血液容量称为收缩末期容积（end-systolic volume，ESV），静息状态下站立位约 60 ml。每搏量（stroke volume，SV）是舒张末期与收缩末期的心室容积差（SV＝EDV－ESV）。舒张末期射出的血液容量比值称作射血分数（EF＝SV/EDV）。收缩末期，少量血液逆流，使主动脉瓣及肺动脉瓣迅速关闭，听诊可闻及第二心音（由于肺动脉瓣关闭稍延迟，第二心音常可闻及心音分裂）。主动脉瓣关闭使主动脉内压力轻度升高，形成一个切迹（见图 1.4）。

舒张早期，所有瓣膜均关闭，心室快速舒张，心室内压力下降，称为等容舒张期。此时心房压力逐渐升高形成 V 波，最终左心房压达到 5 mmHg，右心房压达 2 mmHg，直到心室压低于心房压，房室瓣开放，血液流入心室，房内压又下降（Y 降波）。舒张早期心室快速充盈，引起室壁振动，有时可闻及第三心音。心房及心室压力再次逐渐升高，直至舒张中期，心室持续缓慢充盈，称为心脏休息期。

心脏的电生理特点

所有的心肌细胞均具有不依赖神经刺激而自主收缩兴奋的功能，这种功能可以维持心脏不依赖神经支配而持续工作。心房和心室固有频率均较低（分别为 60 次/分和 40 次/分；当电冲动产生

于最远端的浦肯野细胞时，心室率可能会低至 20 次/分）。

动作电位标志着心肌收缩的开始，由靠近上腔静脉的右心房上方的窦房结（sinoatrial node，SAN）起搏细胞发出。起搏细胞具有静息膜电位，可以缓慢自动除极，产生动作电位。起搏细胞的频率，以及由此产生的心率，在交感神经兴奋时加快，副交感神经兴奋时减慢。自主神经系统影响着心脏动作电位的传导速度和持续时间。心脏动作电位需要通过钠离子（Na^+）、钾离子（K^+）和钙离子（Ca^{2+}）的转运而产生，持续时间较长（200～400 ms）。与骨骼肌收缩相反，心肌不能持续收缩，因为心脏动作电位和收缩之间时间上存在重叠。

传导系统解剖

动作电位由窦房结除极产生，通过低电阻的闰盘，沿着质膜在心房细胞间传导。心房的电冲动通过前、中和后结间束传导，使得左、右心房同时收缩。动作电位到达位于右房间隔纤维房室环上的房室结（房室环不导电，因此房室结是动作电位从心房向心室传导的唯一通路）。与心肌的电传导速度（0.5 m/s）相比，房室结的传导速度非常缓慢（0.05 m/s），延迟了大约 0.1 s 的动作电位传输，并确保在心室收缩开始前，心房收缩结束。

动作电位从房室结传导至室间隔，沿希氏束（传导速度 1 m/s）和左、右束支传入浦肯野纤维（传导速度 5 m/s），继而通过浦肯野纤维网激动整个心室肌，使左右心室几乎同步收缩（见图 1.5）。

心脏动作电位的基本原理

心脏电活动有三种不同的形式，分布于不同的组织：①心房肌，②窦房结和房室结，③浦肯野纤维和心室肌。动作电位的持续时间也不同：窦房结、房室结和心房肌最短（200～250 ms），其次是希氏束、心室肌（250～300 ms）和浦肯野纤维（300～400 ms）（见图 1.6）。

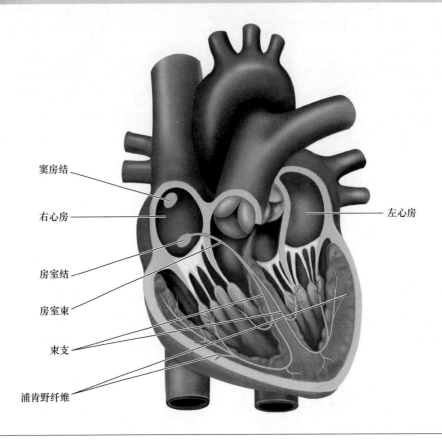

图 1.5　心脏电传导系统

Reprinted，by permission，from J. Wilmore，D. Costill and W. L. Kenney，2008，Physiology of sport and exercise，4th ed.（Champaign，IL：Human Kinetics），128.

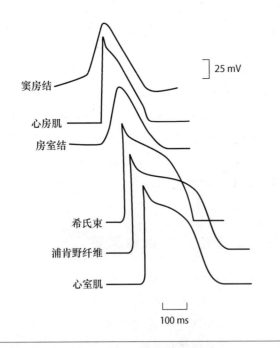

图 1.6　心脏动作电位形态、持续时间及顺序

Reprinted from B. Hoffman and P. Cranfield，1960，Electrophysiology of the heart（New York：McGraw-Hill），261.

　　心室肌的静膜电位稳定在 -80 mV。动作电位发生于快速除极相（0 期），此期快 Na^+ 通道打开，Na^+ 快速内流，同时 K^+ 外流。动作电位迅速到达峰值，约 $+40$ mV，紧接着是一个快速而短暂的下降，此时 Na^+ 通道失活（1 期）。Ca^{2+} 通道延迟开放和部分 Na^+ 通道关闭延迟形成动作电位的平台期（2 期）。K^+ 快速内流及 Na^+ 和 Ca^{2+} 逐渐恢复正常，形成了三期的细胞膜复极。心房肌的动作电位与心室肌动作电位发生的离子流活动机制相同，仅有细微差异，2 期平台不明显，引起 3 期的复极延长。

　　高 Na^+ 使得窦房结和房室结细胞负性静息电位相对较高，K^+ 离子流缓慢下降，使动作电位与静息电位（4 期）之间不太稳定，细胞膜电位从 -65 mV 自动除极到约 -50 mV，这种特征被称为前电位或起搏电位。当达到 -50 mV 的阈值时，就会触发动作电位。结细胞缺乏快 Na^+ 通道，导致除极缓慢（0 期），达到约＋20 mV 的峰值，然后以类似于心房肌的速度复极。由于窦房结起搏电位比较陡，因此，是窦房结触发了动作电位并向心房传导，产生心房动作电位，并在房室结起搏细胞到达阈电位之前先传导至房室结。这样，窦房结发出动作电位，通过房室结、希氏束传导到整个心室肌（即心率，见图 1.6）。

心肌细胞处在动作电位的绝对不应期（约200 ms）时是不可激动的，在随后的相对不应期（约 50 ms），兴奋性逐渐恢复，在相对不应期的过程中，第二个动作电位可以随着动作电位的逐渐减少而产生。在相对不应期及其后立即产生的动作电位，除极速度较慢，因此振幅较低且持续时间较短。在动作电位产生之后与心肌开始收缩之前，大约有 10 ms 的延迟，而在绝对不应期结束之前会出现一个电紧张峰值。

在相对不应期结束时，心肌细胞处于半放松阶段，此时由于电活动和机械事件的重叠，心肌不会应激产生收缩。心脏不应期具有重要的生理价值，它能避免心室快速激动，从而保证足够的充盈时间。

心脏电活动的自主调节

对动作电位频率（心率）和持续时间的调控称作心脏的变时性，通常由大脑的心血管中枢通过自主神经系统和肾上腺激素来调节。交感神经兴奋使心率加快，副交感神经兴奋使心率减慢。副交感神经的正常活动常被称为迷走神经活性。静息时，交感神经和副交感神经都是活跃的，但是由于副交感神经活动占主导地位，因此静息心率约为 70 次/分。心率低于 60 次/分称为心动过缓，通常与迷走神经张力增高和交感神经冲动的减少有关。与此相反，心率超过 100 次/分称为心动过速，与交感神经兴奋和迷走神经活性降低有关。

去甲肾上腺素和肾上腺素与窦房结细胞的 β 肾上腺素受体相结合，增加起搏细胞潜在的除极频率。早期动作电位触发可以使每单位时间的肾上腺素受体数量增加。相反，从副交感神经纤维释放的乙酰胆碱作用于窦房结的毒蕈碱受体，以减缓起搏细胞潜在的除极频率。交感神经和副交感神经纤维也支配心房和房室结，交感神经纤维支配浦肯野纤维和心室肌，根据机体需要调节传导速度。这些变化可以在心率加快时，通过缩短心动周期保证心脏的正常功能。

心率的上限取决于心房的最小动作电位持续时间和房室结的传导速度。虽然心房收缩的最大速率是 400 次/分（最小动作电位 120 ms），但房室结每分钟最多只能传导 220 个动作电位。因此，正常运转的心脏，心率不能超过 220 次/分。

心电图

电极放置在皮肤上可以检测到心肌的除极和复极，可以通过心电图（ECG）显示并打印出来。ECG 振幅从两个维度表现心肌电活动的电信号（所有心肌细胞电信号在同一时间点的累加）。因此，振幅代表心肌质量，心肌质量越大，心电图信号测得的振幅（垂直位移）越高（mV）。ECG 信号的持续时间（水平距离）代表心电事件的持续时间，以秒来测量［为了便于计算，持续时间通常用毫米（mm）表示］。

心电图在心肌舒张期时表现为一条稳定的基线，称作等电位线。心脏除极通常从窦房结开始，扩展到整个心房（如前所述）。表现在心电图上为一个小的直立于心电图等电位线的 P 波。心房质量小，因此 P 波振幅较小。P 波的起始段反映右心房除极，之后反映左心房除极。

动作电位到达绝缘性房室环后，除了房室结细胞，所有细胞的电信号均消失，随后电信号沿房室结、希氏束、左右束支和浦肯野网传导引起心室除极。房室交界处（房室结和希氏束）传导缓慢，导致电活动短暂消失，在心电图表现为等电位线。这段时间即为 PR 间期，代表从心房除极到心室除极开始之间的持续时间。心室肌质量更大（尤其是左心室），因此心室除极引起的心电图振幅比心房除极振幅大很多。

动作电位快速传导，导致心室肌快速除极，

在心电图上表现为 QRS 波群，而心室复极则表现为 ST 段、T 波和 U 波（U 波并不总是存在）。心房复极在正常心电图不能表现，因为心房复极的幅度非常低而 QRS 振幅非常高（心房复极可能在某些病理条件如心包炎时可见；见第四章）。心室复极后，心电图恢复等电位线，并重复开始下一个心动周期。因此，心动周期的电活动在心电图呈 P-QRS-ST-T-U 序列出现（见图 1.7）。

心肌细胞收缩性

心脏的收缩过程与骨骼肌类似，除了心肌收缩激活是胞质内游离 Ca^{2+} 增加所致，由心肌细胞内和细胞外 Ca^{2+} 共同调节。在除极相，心肌收缩过程中，Ca^{2+} 沿肌纤维膜上的电压敏感性通道和 T 管内流，使细胞内 Ca^{2+} 浓度从 10^{-7} mol/L 上升至 10^{-6} mol/L。Ca^{2+} 通过肌纤维膜进入细胞内，激活收缩过程，还可触发肌浆网钙离子释放（Ca^{2+} 诱导的 Ca^{2+} 释放），其余 Ca^{2+} 通过 Na^+-Ca^{2+} 交换进入胞内。复极导致细胞内钙离子浓度减少，通过肌浆网（Ca^{2+}-ATP 酶泵）主动积累以及浆膜的 Ca^{2+}-ATP 酶泵和 Ca^{2+}/Na^+ 交换进行。随后心肌收缩时，Ca^{2+} 的利用受到 Ca^{2+} 从肌浆网的摄取到释放的限制。

长度-张力曲线

与骨骼肌不同，心肌细胞的静息长度小于最优长度（见图 1.8）。心肌细胞通常在长度-张力曲线的上升支正常运转，因此，任何心肌细胞初始长度的细小变化都将导致张力的大幅增加。张力的迅速增加是由于更有效的横桥形成和张力相关的细胞内 Ca^{2+} 增加及肌钙蛋白对 Ca^{2+} 的敏感性导致。心肌细胞的这种内在特征决定了心脏的每搏量。

不依赖于心肌细胞初始长度变化的收缩能量改变被称为心肌收缩性的改变（变力收缩性）。收缩能量增加及其产生的主动张力，主要机制是交感神经或 β_1-肾上腺素受体激活肾上腺素（见图 1.9）。心肌收缩力的改变影响了每搏量。

强度-速度曲线

心肌收缩前的被动张力称作前负荷，与舒张末期容积（EDV）有关。后负荷与心脏收缩将血液推进体循环或肺循环时需要对抗的阻力有关。

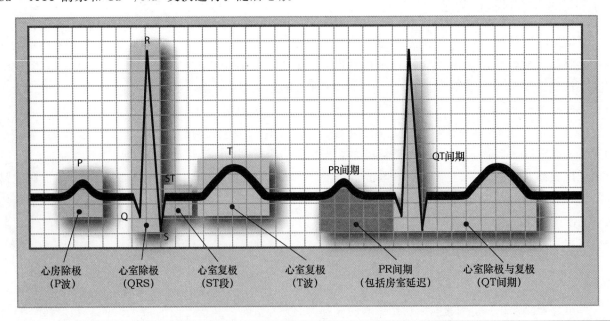

图 1.7　心脏电活动在心电图上表现为 P-QRS-ST-T-U 依次出现

Reprinted，by permission，from J. Wilmore, D. Costill and W. L. Kenney，2008，*Physiology of sport and exercise*，4th ed.（Champaign，IL：Human Kinetics），161.

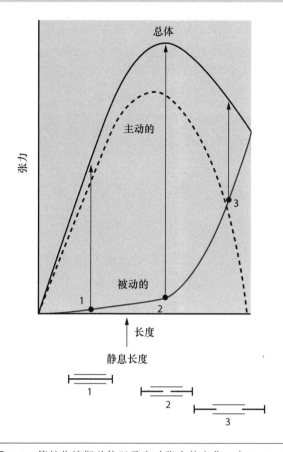

图 1.8 等长收缩期总体以及主动张力的变化。点1、2、3分别表示不同起始心肌长度心肌张力的变化。心肌细胞的静息长度小于最优长度

因此，后负荷与肺动脉及主动脉压相关。后负荷增加导致心肌收缩速度降低以及收缩程度的减少。后负荷对速度的影响见强度-速度曲线（见图1.10）。每搏量的射血速度与心室收缩速度有关。随着前负荷增加，心室收缩速度增加，尤其在后负荷较高的情况下。尽管肾上腺素在不同的后负荷下均能增加收缩速度，但是在后负荷较小的时候作用最大。

压力-容积曲线

如果说长度-张力曲线代表了心肌，那么压力-容积曲线则代表了心脏。长度、被动张力和总张力分别由心室容积、舒张期心室压力以及最大心室收缩压来表现（见图1.11）。舒张期心室容积从约60 ml增加到舒张末期时约130 ml（见图1.11中A到B点）。在舒张末期，心室内压力增加到约5 mmHg。等容收缩期，心室内压力从5 mmHg上升到80 mmHg（取决于主动脉内压力；见图1.11中B到C点）。随后主动脉瓣打开，心室内压力上升到120 mmHg，然后下降到110 mmHg（图1.11中C到D点），约70 ml血液进入主动脉（每搏量）。主动脉瓣关闭后，心室等容舒张，心

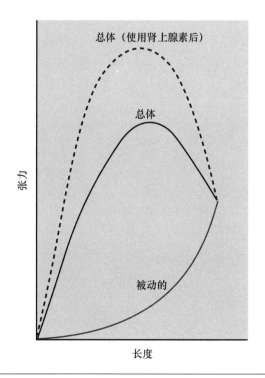

图 1.9 肾上腺素对心肌长度-张力曲线的影响

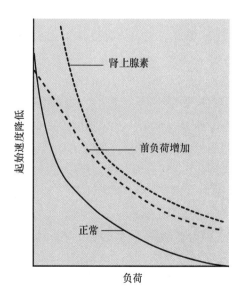

图 1.10 强度-速度曲线显示后负荷增加时起始速度减慢，以及前负荷增加或使用肾上腺素对负荷-速度曲线的影响

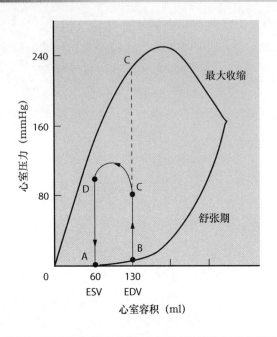

图 1.11　左心室压力-容积曲线。ABCDA 表示一个正常心动周期。EDV 和 ESV 分别表示舒张末期和收缩末期容积

室压力下降（图 1.11 中 D 到 A 点）。压力-容积曲线中 ABCD 四点形成的区域代表心脏所做的外部功。

　　心脏射出的血液容积，即每搏量（SV），由心脏的内、外因素共同作用。内在因素，如舒张末期容积（前负荷）增加，导致等容收缩期开始时心室内压力和容积增加，形成一个更大的压力-容积曲线环，每搏量更大，射血速度也更快。舒张末期容积（EDV）与每搏量（SV）的关系称为 Frank-Starling 机制，可用 Starling 曲线表示。舒张末期容积受以下因素影响：收缩间期（即心率）、心室舒张的速度、心房收缩、舒张期心房和心室压力、心室的舒张性、胸腔内压力的变化。

　　后负荷（主动脉内压力）增加，每搏量反而减少，很快，这反过来导致舒张末期容积增加，从而增加 SV（Frank-Starling 机制）。这一过程会持续到下一个新的压力-容积关系稳态出现。这个新的稳态通常会导致压力-容积环向右移动，为了实现同样的每搏量，心室需要更大的压力。心室的适应能力是有限的，如果后负荷增加或者延长，那么每搏量将会减少。

　　外在因素取决于可利用的 Ca^{2+} 增加，导致心

肌收缩性增强，射血速度提高（变力收缩性）。影响心肌变力性的关键因素是交感神经兴奋和肾上腺素。刺激增加或减少会引起 Starling 曲线变化（见图 1.12）。即使舒张末期容积不增加，每搏量也会增加，而交感神经兴奋引起的后负荷持续增加也会维持每搏量的输出。

运动与心脏

　　运动对于整个身体来说，可以有效地缓解生理性压力。运动后，神经系统及激素分泌改变，致使心脏变时性及变力性发生改变。这些变化会提高心率（HR），增加每搏量（SV），从而增加心脏排血总量（Q＝HR×SV）。

　　运动开始时，迷走神经张力骤减引起心率增加，而在运动 10～20 s 之后，交感神经开始增加心率，并成为心率增加的重要因素。心率的上限因人而异，但通常与年龄相关，最大心率随着年龄的增长每年减少 1 次，可以用以下简单的公式进行估算：最大心率＝220－年龄。对于不同的性别和训练状态可采用更复杂的计算公式。

　　由于最大心率的个体差异较大，运动试验中的极量运动数据可以作为金标准。运动时随着心率的增加，动作电位持续时间、传导速度和心脏的收缩速度均发生改变，导致运动时心电图发生一系列变化：RR 间期缩短，P 波的形态和振幅有细微改变，间隔 Q 波振幅增加，R 波的振幅轻微

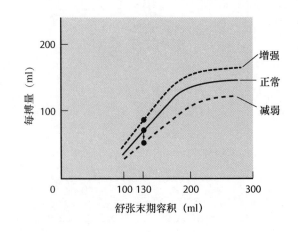

图 1.12　交感神经活动对 Starling 曲线的影响

减小，QRS 波群缩短，J 点压低，ST 段呈上斜形，QT 间期缩短，T 波振幅增高（个体差异大），也有一种可能是 P 波和 T 波叠加跳动，这也表明随着心率的加快，心脏的舒张期缩短。

运动时不仅心率加快，心脏每搏量也增加。每搏量的变化受内在因素（EDV）和外在因素（交感神经刺激和肾上腺素）的控制。在运动时，EDV 的变化具有增强肌力的作用，进而增加每搏量。

运动使 EDV 增加，回心血量增多，静脉容量相对减少，胸腔内压力快速改变。中等强度运动时，交感神经兴奋导致心房收缩力增强，从而使 EDV 增加。EDV 增加使每搏量增加，心肌纤维变长（详见 Starling 曲线），而每搏量增加是有上限的，与心肌纤维最佳长度有关（见图 1.13）。运动时心率加快，舒张期显著缩短，因此，舒张早期心室快速充盈显得尤为重要。

交感神经兴奋性增强，肾上腺素分泌增多，产生正性肌力作用（心肌收缩）。心房收缩增强增加了 EDV，同时，由于收缩强度和速度增加，提高了心室收缩力，从而减少收缩末期容积。因此，运动时射血分数提高，引起每搏量增加。

尽管心动过速时收缩期缩短，但是收缩早期快速射血，实际对每搏量影响非常小。在极量运动时，尽管交感神经兴奋性增加，EDV 仍接近于静息值，主要是由于心室缓慢充盈期（舒张期）缩短以及房室瓣对高速血流的阻力增加所致。因此，未经训练的个体进行轻-中度运动时，每搏量随运动强度增强而增加，达到最大耗氧量的 $40\% \sim 50\%$ 时（心率 $120 \sim 140$ 次/分），SV 可到达高峰。对于经常训练的个体来说，SV 可能持续提高，无高峰出现。

随着心肌耗氧量增加［心率血压乘积（RPP）＝收缩压（SBP）×心率（HR）］，心脏负荷增加，心肌血流量也增加。血流增加受局部控制，但也会受血液循环中肾上腺素影响，通过激活 β_2 受体从而引起冠状动脉扩张。

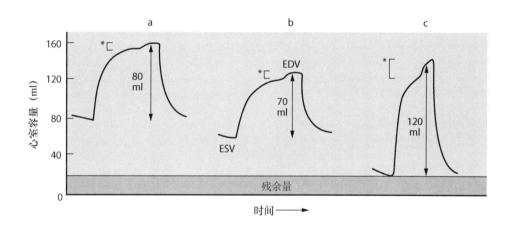

图 1.13　平卧位（a）、站立位（b）及运动时（c）的心脏容量，表示心房对心室充盈的贡献

关键点

1. 心脏有四个腔室，负责将血液供给到全身（左心房和左心室）和肺循环（右心房和右心室）。

2. 心脏有三种电位模式：①心房肌，②窦房结和房室结，③浦肯野纤维和心室肌。动作电位持续时间不同：窦房结、房室结和心房肌最短（$200 \sim 250$ ms），其次是希氏束和心室肌（$250 \sim 300$ ms），最后是浦肯野纤维（$300 \sim 400$ ms）。

3. 由于生物电和机械事件重叠，心肌不能持续收缩。心肌不应期具有重要的生理价值，因为它能避免心室过快再次激动，保证足够的充盈时间。

4. 静息状态下，心率 70 次/分，一次心动周期约为 0.85 s，分为收缩期（0.3 s）和舒张期（0.55 s）。当心率达到 200 次/分时，一次心动周期约为 0.3 s（收缩期 0.15 s，舒张期 0.15 s）。

5. 心脏的电活动特点在心电图上表现为 P-QRS-T 波群，P 波代表心房除极，QRS 波群代表心室除极，T 波代表心房复极。

6. 心脏变时性通常由大脑的心血管中枢通过自主神经系统和肾上腺素来控制。每搏量由内在因素（舒张末期容积——Frank-Starling 机制）和外在因素（变力性）共同调节。心肌收缩力受到交感神经或者肾上腺素激活 β_1 受体的调节。

7. 运动开始时心率提高与迷走神经张力骤降有关，随后交感神经活性成为心率持续提高的重要因素。

2

心脏电活动的监测

心脏电活动的监测方法多种多样，从最基础的心脏搏动触诊到最复杂的植入式心电事件记录仪（implantable loop recorder，ILR），根据评估要求进行不同的选择。心率和心律可通过心脏听诊或外周动脉搏动的触诊获得，这种方法在临床上常用于患者的初步评估或运动状态下的心率快速识别。如需进一步检查，静息状态下的十二导联心电图不失为一种简便、快捷、价廉的诊断工具。在运动时选用合适的十二导联心电图系统（运动负荷心电图）也可记录到心脏的电活动信息。如果患者症状是间断发作的，则可选用动态心电图来持续记录心脏的电活动事件（最长可达 7 天）。偶尔需要记录更长时间的心电活动（数月），就需要植入式心电事件记录仪。本章将讲述各种监测方法的应用。

触 诊

外周动脉的触诊可以了解患者的心率和节律，左心室收缩时迅速将血液射入主动脉，使得主动脉内压力增高，主动脉扩张。由于外周动脉系统的阻力，从左心室内射出的血液仅有约一半在主动脉内向前推进，剩余的一半血液用来维持主动脉的弹性扩张，直至主动脉的弹性反冲，把残留血液推进体循环。随着血液经过主动脉的血管分支进入大的传导动脉（如颈动脉、锁骨下动脉、肱动脉、桡动脉及股动脉），动脉的弹性反冲促使血液流经血管，动脉开始扩张时可触及动脉搏动。这种压力波或脉搏，与脉压（收缩期血压与舒张期血压）有关。

全身各处的传导动脉所处深度不同，某些部位的传导动脉较表浅，可触及动脉的脉搏反冲，从而确定心率和节律。常用的触诊部位包括颈动脉（见图 2.1a）、桡动脉（见图 2.1b）、胫动脉（见图 2.1c），偶尔选用股动脉。随着血液流入小动脉及毛细血管，脉搏波逐渐减弱直至消失，所以用指尖可触及脉搏（图 2.1a～c）。

通过 1 min 脉搏的计数可以测定心率（次/分）。也可以通过较短时间的脉搏计数乘以一个常数来计算心率（例如，测量 15 s 的脉搏，乘以 4 倍）。通过这个方法，不需要使用特殊工具就可以识别心动过缓（心率＜60 次/分）、心动过速（＞100 次/分）或正常心率（60～100 次/分）。

由于外周动脉的脉搏波能反映出心室收缩，它能够检测到患者心率和节律的异常。因此，外周动脉的脉搏波触诊除了能检测心率，节律的异常也能直接反映在脉搏上。正常窦性心律时心室收缩持续而有规律，脉搏也是如此，可以反映出每搏之间相同规律的间期。如果患者心律异常（心律失常，见第三章和第四章），脉搏的触诊也会随之出现相应的异常改变。

通过外周动脉的脉搏触诊，不需借助复杂、昂贵的设备就可以确认患者的心率和节律，在临床广泛应用。

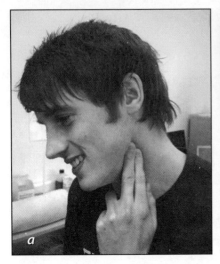
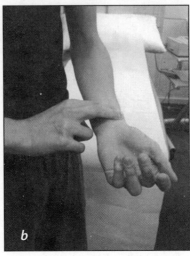
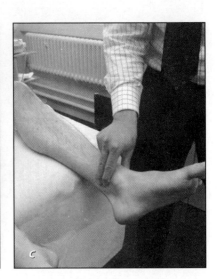

图 2.1 **(a)** 从颈动脉触诊心率和心律。**(b)** 从桡动脉触诊心率和心律。**(c)** 从胫动脉触诊心率和心律

心率监测

运动员在进行体育训练时，常用心率来规定和监控训练强度。尽管触诊可以用来监测心率，但是仅在运动结束恢复期时能够准确测量，为了克服触诊应用的限制，专家们研发出一系列可以在运动过程中使用的心率监测设备。大部分这类设备都包含一个发射器，绑在受试者胸部，通过遥测技术把信息发射到接收器（通常是一个手表，戴在训练者手腕上）（图 2.2）。这类设备价格差异很大，主要取决于设备包含的功能（如秒表、心率区间警报、卡路里计算器，下载容量及 GPS）。除去许多额外功能，心率监测设备最基本的功能就是能通过单个电极（第三章）测量给定时间内（如 5 s、15 s、30 s）的平均 RR 间期。因此，心率监测系统并不能获得心律以及心电图的参数。部分心率监测设备可以通过测量 RR 间期来分析心率变异性（heart rate variability，HRV）。尽管 HRV 在临床应用广泛，但是在运动员训练时用于自主神经功能评估的相关研究较少，因此作用尚不明确，也不在本书讨论范畴之内。

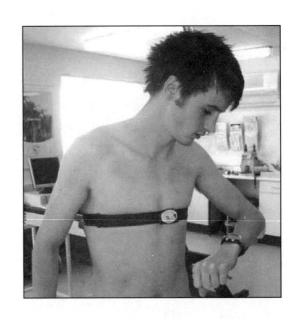

图 2.2 带有发射带和接收手表的心率监测仪

静息及运动状态下的心电图

第一章和第三章详细介绍了心脏的传导系统和电生理特性及其心电图表现。这里我们简单介绍

一下检查心电图需要的设备和导联位置，以及为了能够在静息及运动状态下提高心电图的质量，受试者需要做哪些准备。

静息心电图

静息心电图在临床最常使用。因此，静息心电图需要用到的设备及电极位置，采集到高质量的静息心电图需要受试者做哪些准备，显得尤为重要。

设备

很多市面上销售的心电图机（见图 2.3）可以提供一系列测量标准和独特的功能。大部分都会提供基本功能，例如高分辨的显示屏（高端设备会配备触摸屏）、打印之前先预览实时心电图（节约时间和纸张）、高分辨打印机、自动解读波形并生成报告（包括电子档和纸档）、心电图数据储存、导线错误连接警报以及便携设备的低电量警报等。每家制造商通过不同的算法即时分析心电图波形，给出的解释也不尽相同。因此，使用者如单纯依赖心电图自动出具的报告时需要谨慎对待。心电图的创新技术就是将心电图无线传输到相关设备上。

导联位置

静息状态下标准 12 导联心电图（图 2.6），10 个电极放置于胸部以及四肢远端，其中 4 个是肢体导联，6 个是胸导联（心前区）。10 个电极产生 12 个导联，6 个胸部电极产生 6 个导联，4 个肢体电极产生另外 6 个导联——Ⅰ、Ⅱ、Ⅲ、aVR、aVL、aVF。

每一个导联均有公认的颜色和部位，如下所述。

肢体导联

在静息 12 导联心电图中，肢体导联定位在左右踝关节和左右腕关节部位，通常会贴上如下标签（虽然附图为黑白照片，但是每个标签的彩色编码是公认的）：右下肢（RL，黑色），左下肢（LL，绿色），右上肢（RA，红色），左上肢（LA，黄色）（见图 2.4）。

胸导联

胸导联上标有 $V_1 \sim V_6$，按以下方式放置（图 2.5）：

V_1——第 4 肋间，胸骨右缘（红）

V_2——第 4 肋间，胸骨左缘（黄）

V_3——V_2 和 V_4 导联连线的中点（绿）

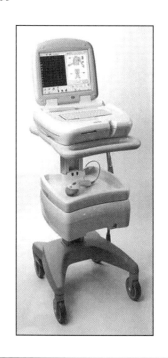

图 2.3 心电图机

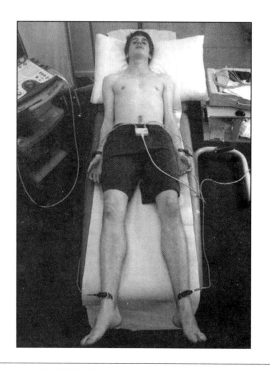

图 2.4 肢体导联放置

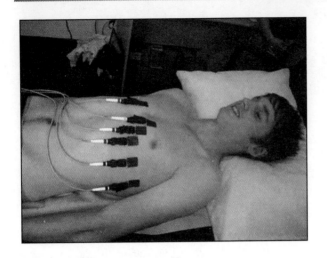

图 2.5 胸导联放置

V₄——第 5 肋间，锁骨中线（棕）

V₅——V₄ 和 V₆ 导联连线的中点（黑）

V₆——左腋中线与 V₄ 同一水平（紫）

把一个手指放在胸骨顶部，向下摸到 Louis 角或胸骨柄关节（胸骨顶部向下约 4 cm 处的隆起部位，两侧平对第 2 肋），该位置正下方两侧即为第 2 肋间。常见的错误是用乳头作为解剖标记（尤其是锁骨中线）；这样做会放错电极的位置。在女性和肥胖的人群，需要把电极放在乳腺组织下面，确保位置正确。触诊胸骨两侧第 4 肋间很重要，因为即便在胸壁正常的人群，他们的肋骨水平和胸肋附着点也会有轻微的差异。

患者准备：垫子和导联连接

这部分主要有三个步骤，以获得更好的心电信号，有助于波形分析和诊断。

* 用乙醇（酒精）擦拭贴电极部位的皮肤。
* 减少受试者与设备产生的运动伪影。
* 减少衣物接触。

步骤一：皮肤准备

连接导联前进行皮肤准备是优化心电图记录非常重要的步骤。皮肤准备最初的目的是减少电阻抗，可通过去掉电极连接部位的皮肤油脂及坏死皮肤来达到。首先，应用酒精垫擦去皮肤表面油脂。待皮肤干燥后用摩擦垫（纱布或砂纸）擦去死皮。使用酒精前应刮去多余的毛发（见图 2.7）。

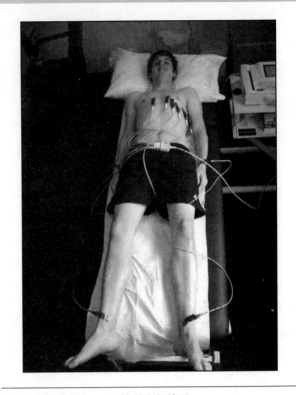

图 2.6 静息状态下 12 导联电极放置

步骤二：移动伪差

骨骼肌产生的电活动干扰可能导致信号的中断，并可表现在心电图上（常被称作伪差）。为避免此类问题，受检者在描记心电图过程中应保持静止，可将受检者双手置于臀下。舒适的检查环境有助于减少移动伪影。受检者应取仰卧位或用枕头支撑呈半卧位。呼吸深大也可导致基线不稳（见图 2.8），从而增加解读心电图的难度。在描记心电图时，受检者应正常呼吸，避免深大呼吸。

描记心电图时，除了被检测者活动会产生伪查，其他设备移动也会产生伪差。小心放置心电图组件可避免产生导联张力。导联之间应避免接触或移动。

步骤三：衣物

电极与衣物接触可形成伪差，心电图描记时候衣物不可接触电极。

运动心电图

运动通常用于鉴别存在心肌血流异常或有潜在病变易导致运动诱发的心律失常。运动负荷试

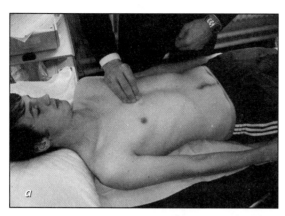
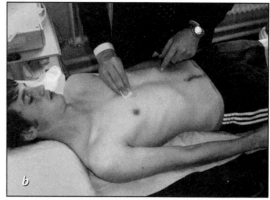
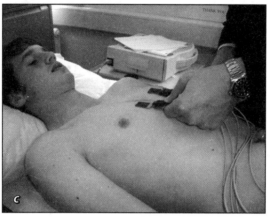

图 2.7 使用酒精（a）、摩擦垫（b）和导联放置（c）减少电极阻抗

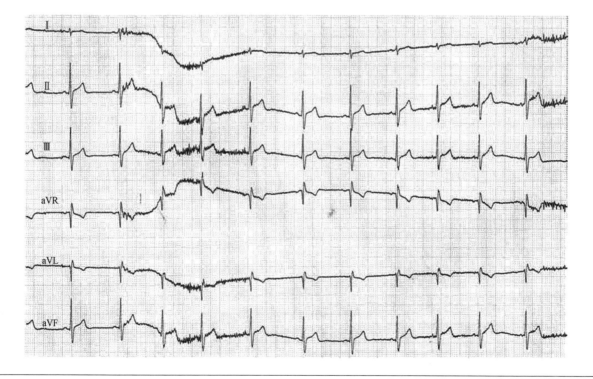

图 2.8 心电图基线随呼吸和肌肉运动而波动。注意伪差：因肌肉收缩而在心电图上表现出快速、锋利而不均匀的波形

验可用于确定心血管疾病患者的运动能力，并评估药物疗效（见第五章）。运动过程中描记心电图有很多技术限制，包括导联位置、患者及设备运动、运动装置（脚踏车、跑台等）与监测设备的连接等。为确保获得高质量的心电图，需要特定的设备、导联放置以及进行充分的患者准备。

设备

普通心电图机在运动时使用有很多限制，最关键的两点就是：减少运动伪差的电信号滤波器；显示屏太小，不能获得运动心电图需要的波形。因此，许多制造商对运动心电图检查进行改良，以便更好地展现运动前、中、后的电活动。

运动时，导线和被受检者大量运动都会对电子信号产生干扰，产生伪影（噪声），造成数据读取困难，可以采用滤波器减少部分伪差。此外，在皮肤准备和导联放置方面加以注意也可显著减少伪差（稍后讨论）。

运动负荷心电图检查时，实时监控心电图波形非常关键。因此，显示器必须具有高分辨率并且屏幕足够大，才能够对各种运动强度下（从静息到最大强度运动）的心电图进行分析和准确评估。

常用的运动负荷心电图设备能提供以下标准功能：自动生成报告，数据和报告的存储和传输，以提高使用和分析时的便利和速度。目前的一些创新技术包括触摸屏技术以及数据的无线传输，使患者更舒适的同时可以减少伪差（见图2.9）。

导联放置

进行运动试验时导联应放置在患者身上（例如，跑步机时站位、踏车时坐位），胸导联的位置与静息时相同（参考前文），但是肢体导联的位置有明显差异。运动时不能将肢体导联放在脚踝和手腕上，因为这些部位的大幅运动会引起严重的伪差，因此肢体导联位置改到躯干，如下所示（见图2.10）：

- 右上肢（RA）——右锁骨中线锁骨下方
- 左上肢（LA）——左锁骨中线锁骨下方
- 右下肢（RL）——右锁骨中线右肋缘下方

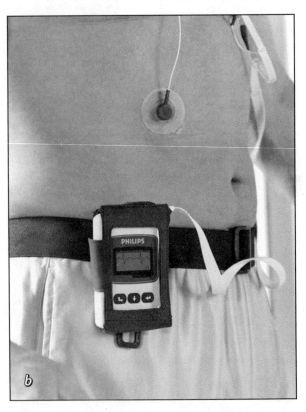

图 2.9 （a）负荷心电图检测系统；（b）患者佩戴心电图监测组件，减少运动伪差

Photo courtesy of Philips.

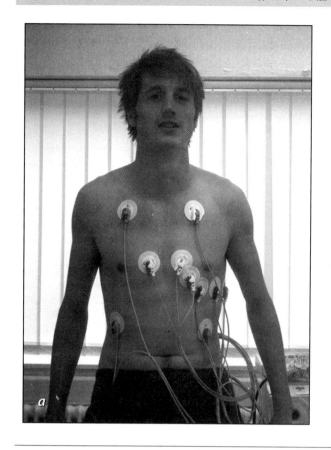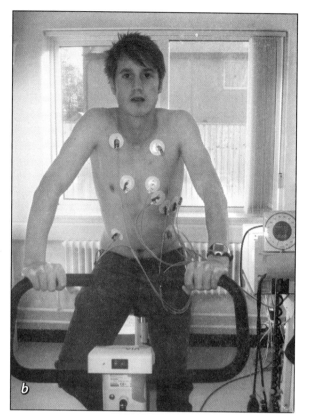

图 2.10 在站立位（a）和骑自行车时（b）的肢体导联位置

• 左下肢（LL）——左锁骨中线左肋缘下方

把电极放置在这些位置的主要原因是减少活动的干扰以及避免接触衣物。某些患者尤其是肥胖的人运动时，电极放置的这些部位可能移动并引起明显的伪差。为了改善心电图信号的质量，可以将肢体导联的电极放置在患者的后背部（见图 2.11）：

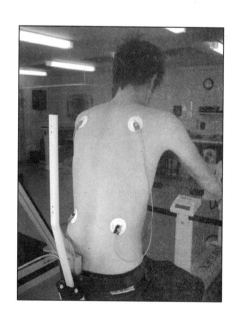

• 右上肢（RA）——右锁骨中线肩胛上区域
• 左上肢（LA）——左锁骨中线肩胛上区域
• 右下肢（RL）——右锁骨中线右肋缘下方
• 左下肢（LL）——左锁骨中线左肋缘下方

患者准备：垫子和导联连接

同静息心电图一样，皮肤的准备是为了优化运动过程中心电图波形的质量。运动试验中的心电图采集与静息心电图采用相同的步骤。

图 2.11 运动时肢体导联在背部的可选位置

减少运动伪差

静息状态采集心电图可能出现运动伪差，而在运动时一定会出现伪差，并且会对心电图质量产生很大的影响。所以，应尽力减少导联运动对心电图采集产生的影响，可以通过以下两个关键点实现：

- 电极的放置（详见前文）
- 导联和心电图组件的移动

通过以下方法减少导联的运动：

- 在导联上使用弹力环，这个弹力环紧贴在电极附近，然后贴于皮肤上（见图2.12）。

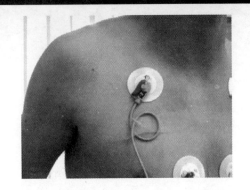

图 2.12　减少运动伪差使用的弹力环

- 把导联固定在一起。通过固定导联（胶带或夹子）来减少导联之间的相互移动。
- 用皮带将心电图组件固定在受检者腰部。将组件放置于受检者背部，避免放置在活动明显的臀部。确保导联及心电图组件固定并保证安全（无线客户端组件可以避免这个问题）

- 由于肢体导联出现伪差较大，可以考虑将上肢电极（LA 和 RA）放置在肩锁关节，下肢电极（LL 和 RL）则放置在背部。这些位置的变化对心电图波形及读图影响很小。

运动形式和运动方案

很多运动形式均可以用来评估运动过程中心脏的电活动。标准的临床运动试验通常使用跑台（平板）或功率车（见图2.13）。每种运动形式都有自身的优点和缺点（见表2.1）。因此，运动形式的选择应考虑其固有特点。例如，活动能力差的患者（如肥胖者和下肢受伤者）可能需要上肢运动的形式。相反，年老体弱的人可能平衡能力差，运动能力有限，不能使用跑台来检查，而功率自行车则是这类人群的首选运动形式。在专业的检查中心，还可以选择其他形式的运动，包括划船和游泳等（见图2.13）。对于有特殊症状的人群选用特定的运动方式是很有价值的，但是需要专门设备和专家指导。

表 2.1　使用跑台和功率车的优点和缺点

跑台	功率车
优点	**优点**
运动方式熟悉	精确定量外功
更大的肌肉运动导致最大 $\dot{V}O_2$ 更高	运动伪影较小
功率容易控制	更方便采血和血压监测
容易校准	不易焦虑
	设备价格低，占空间小
缺点	**缺点**
不能定量外功	运动方式不熟悉
焦虑增加	较小的肌肉运动导致最大 $\dot{V}O_2$ 偏低
运动伪影较大	下肢疲劳限制操作
不易采血和血压监测	功率不易控制
设备占地大，价格高	

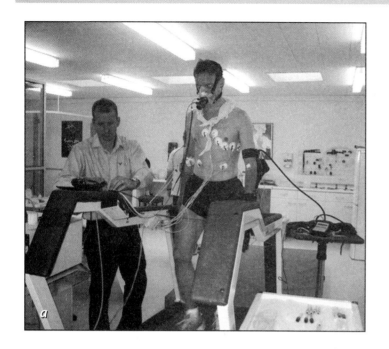
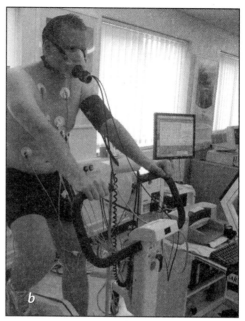
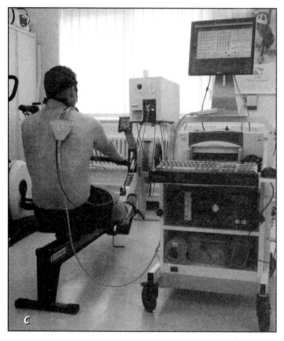
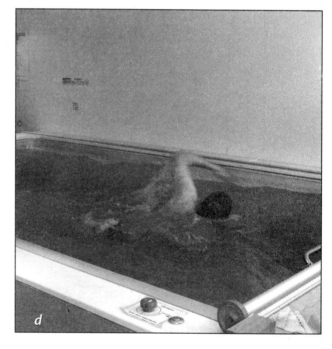

图 2.13　完整的心肺负荷试验，使用跑步机（a）、功率自行车（b）、划船测功仪（c），以及游泳水池（d）

在患者开始运动之前记录一个运动前体位的心电图非常重要（例如，跑步机运动前选站立位、功率自行车运动前选坐位）。另外，在休息时过度换气状态下采集一份运动前心电图，有助于鉴别活动后的心电图改变是否是病理性的，还是仅仅由于深呼吸产生的胸壁起伏而导致的心电图改变。

运动负荷试验的目的是通过逐渐增加运动强度（运动负荷）直至最大运动负荷（极量运动试验）或预设心率（最大心率的百分比可通过亚极量运动试验获得），使心肺系统产生显著的生理应激反应。进行跑台试验时，通过改变速度（英里或千米/小时）或坡度（％）或两者同时改变来增加运动负荷。进行功率踏车试验时，可以通过改变阻力或输出功率〔瓦特（W）〕来增加运动负荷。为了在出现其他生理限制（如碳水化合物耗竭、体温过高以及脱水等）之前获得最合适的心肺负荷，运动负荷方案需控制在 15 min 以内。但是也应该避免使用某些过激的方案（例如，10 min 内引起最大运动耗竭），因为此时限制患者运动的因素可能是乳酸堆积以及小肌肉群疲劳，而并非由于心肺系统因素导致。

检查运动方案及其使用并不在本书的范畴，但是下面会简单介绍一些在临床检查时常规使用的基础方案。通常，运动方案包括以下两者之一：台阶（step）和坡道（ramp）。台阶方案通过在设定时间阶梯式增加台阶级数（如，每 3 min 增加 50 W）从而增加了运动的强度（瞬时工作负荷增加）。与之相反，坡道方案则采用逐步增加的方式，台阶更小更短（如每 15 s 增加 5 W）。在临床工作中有多种多样的运动方案可选（见图 2.14），其中常用的运动方案包括 Bruce 方案和 Balke 方案（见图 2.14）。每种台阶和坡道运动方案都能产生特定的心肺反应（见图 2.15）。

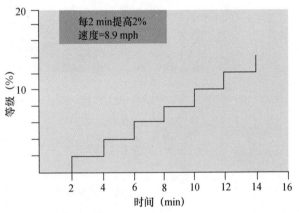

Costill 和 Fox（1969）
用于：高强度训练
热身：10 min 走或跑
初始运动负荷：8.9 mph，0%，2 min

a

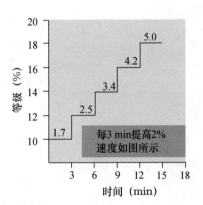

Bruce 等（1973）
用于：正常和高危
初始运动负荷：1.7 mph，10%，3 min=正常
　　　　　　　1.7 mph，0%～5%，3 min=高危

b

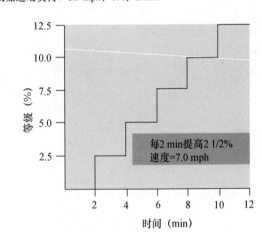

Maksud 和 Coutts（1971）
用于：高强度训练
热身：10 min 走，3.5 mph，0%
初始运动负荷：7 mph，0%，2 min

c

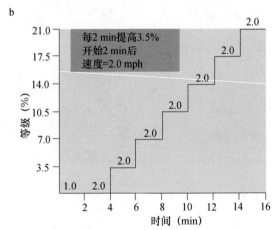

Naughton 等（1964）
用于：心脏危险和高危
初始运动负荷：1.0 mph，0%，2 min

d

图 2.14　临床常用方案示例。1 mph（英里/小时）＝1.60 km/h

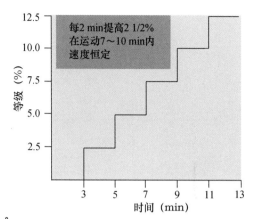

改良 Åstrand（Pollock 等，1978）
用于：高强度训练
热身：5 min 走或慢跑
初始运动负荷：5～8 mph，0%，3 min
e

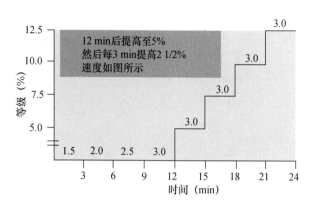

Wilson 等（1978）
用于：心脏危险和高危
初始运动负荷：1.5 mph，0%，3 min
f

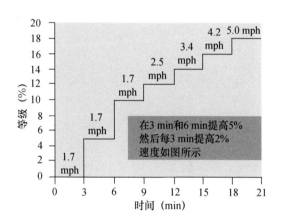

改良 Bruce（Lerman 等，1976）
用于：正常和高危
初始运动负荷：1.7 mph，0%，3 min
g

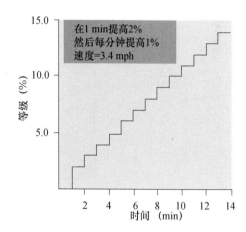

Balke 和 Ware（1959）
用于：正常
初始运动负荷：3.4 mph，0%，1 min
h

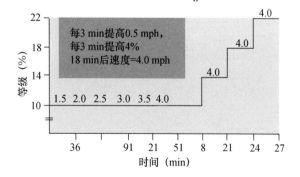

Kattus（1968）
用于：心脏危险和高危
初始运动负荷：1.5 mph，10%，3 min
i

图 2.14（续）

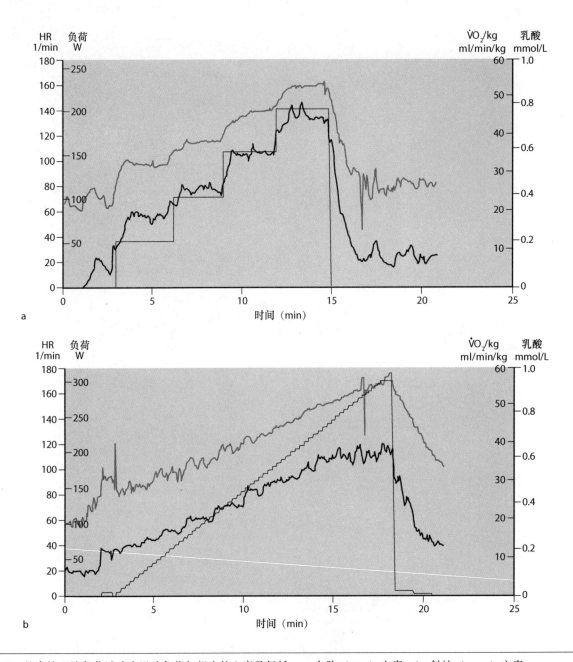

图 2.15 整合性心肺负荷试验中运动负荷与相应的心率及氧耗。**a.** 台阶（step）方案；**b.** 斜坡（ramp）方案

　　台阶和坡道方案也有一些使用限制。台阶方案可以是持续性或非持续性的（间断的）。非持续性方案可以让受试者在运动和休息之间转换，从而使心率更趋平稳，与持续性方案相比，更容易测量 $\dot{V}O_2$ 和血压。对某些患者人群（运动能力低下）使用非持续性方案可能更有利，但是需要的时间更长，因此，持续性运动方案在临床应用更广泛。

　　与坡道方案相比，台阶方案相对来说增加了运动强度，可能会由于某些心肺功能限制以外的原因导致试验提前终止，如下肢（小腿肚）痛。然而，在有限的时间内可获得最大心率或靶心率，对于繁忙的临床工作者来说，台阶方案更受青睐。

　　坡道方案可以更密切地测量变时性、血压和耗氧量。另外，坡道方案与台阶方案不同之处在于，坡道方案可以由受试者自行控制亚极量参数（如：无氧阈值以及无氧阈值时的 $V_E/\dot{V}CO_2$、$V_E/\dot{V}O_2$）。也正是这个原因，坡道方案可以获得运动心肺功能检查更详细的数据。但是，坡道方案耗时较长，对操作者的专业要求也更高。

运动方式和方案应该根据患者的症状和体力来选择，通常选择容易诱发症状的方式。

动态心电图监测

心律失常的识别往往需要长时间的心电图记录，从数小时、数天到数月不等。很多设备都能在短期内（24 h 到 7 天）记录并分析心电图，称作动态心电图或 Holter。

动态心电图（Holter）是一种便携式心电图记录系统，可以记录日常活动时的心脏电活动。早期的动态心电图用磁带记录心电图，体积大、分量重且下载数据缓慢。现代动态心电图数据储存在硬盘上，接口即插即用，紧凑轻巧，下载快速。

大部分动态心电图通过三个导联记录数据（第 3 章），有屏幕显示心电图波形，确保导联放置在最佳位置。动态监测设备集成了事件记录仪功能，可以让患者在出现症状时按下机器上的按钮（图 2.16）来识别心律失常事件。这种记录仪能够进行程控以记录各种心电情况。

动态心电图设备接入分析系统及软件，可以实现在采集数据的同时自动分析数据，并出具报告。报告可以根据特定的患者人群进行定制以优化数据分析。

进行动态心电图检查的患者要求完成事件日志，记录症状，这有助于分析心律失常事件。事件日志可以将良性心律失常事件（尤其是异位心律）与产生症状的恶性心律失常相鉴别。

植入式心电事件记录仪

心脏事件例如心律失常或晕厥（晕倒）都是偶然发生的，使用外部动态记录设备很难捕捉到。在这种情况下，就需要使用植入式心电事件记录仪（见图 2.17），可以好几年时间留在患者体内进

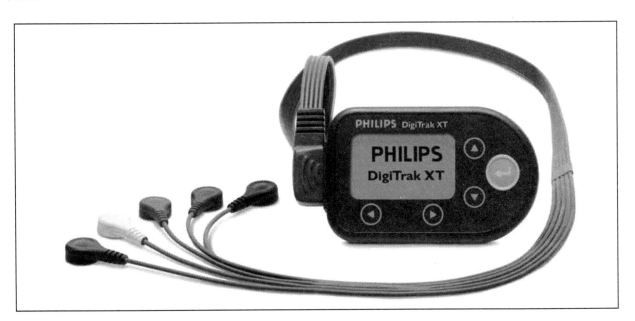

图 2.16　动态心电图仪
Photo courtesy of Philips.

行监控。植入式心电事件记录仪体积很小，可以植入左锁骨下的皮下。植入式记录仪通过一个闭环监测心脏，仅记录异常心律事件或者患者出现症状时激活手持设备后的事件。记录仪上的信息可以通过遥测下载，因此分析事件时无须取出。植入式心电事件记录仪接入系统和软件，可以在采集心电图的同时进行数据分析，并出具报告。报告可以根据特定的患者人群进行定制以优化数据分析。

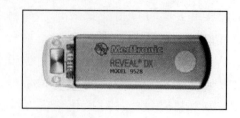

图 2.17 植入式心电事件记录仪
Photo courtesy of Philips.

关键点

1. 心率和心律可以通过听诊器在胸壁听诊或外周动脉（如颈动脉、桡动脉、胫动脉）的触诊获得。
2. 不同的制造商运用不同的算法，实现心电图在采集的同时进行自动分析和出具报告。使用者如单纯依赖心电图自动出具的报告时需要谨慎对待，应仔细检查心电图。
3. 为了获得高质量的心电图，需要进行皮肤准备以降低电阻，同时准确放置导联也非常关键。
4. 通常运动状态下，肢体导联从脚踝和足部向身体前方运动。为了改善心电图信号，肢体导联也可以放置在身体的后面（背部），尤其在肥胖的人群。
5. 联合采用弹力环、无线组件以及固定导联，可以显著减少运动伪差，改善心电图描记质量。
6. 动态心电图和植入式心电事件记录仪可以在很长时间（数天至数月）内持续监测心脏。

II

心电图

第二部分详细论述了静息和运动状态的心电图。其中，第三章讲述了 12 导联心电图的记录与解读。第四章阐述了异常心电图的表现，每一种异常都提供了来自临床实践的心电图描记样本。第五章专门论述了运动时的心电图。运动使机体处于一种独特的生理状态，对心血管系统构成了挑战。因此，运动试验心电图成为一种识别不同病理状态的工具，包括冠状动脉疾病、运动诱导的心律失常，及辅助鉴别病理性和生理性左心室扩大。随着人们对运动试验心电图在识别和鉴别不同疾病的重要性方面认识不断加深，运动试验被越来越多地用作诊断心脏病的工具。

正常静息心电图

要想解读异常的静息和运动心电图，具备解读正常静息心电图的能力是最基本的。一次成功的分析有赖于一份高质量的心电图记录，这取决于对走纸速度、定标、皮肤准备工作以及导联位置的理解。面对一份高质量的心电图记录，需要用一种标准化的模式去分析图形并报告结果。通过测量心电图的关键部分，能够获得心脏的电学及相关结构特征的信息。识别心率和心律之后，便是计算平均 QRS 电轴。明确了电轴，就可以确定心动周期内电活动部分的各自时限、振幅以及命名。正常要求包括以下部分：P 波、PR 间期、QRS 波、ST 段和 QT 间期。本章介绍关于 12 导联正常静息心电图的解读，并强调一些在记录和分析静息心电图时的常见错误。

阅读心电图

心电图仪器记录了心动周期的电活动部分，并将其展示成心电图形。它把心脏这一三维器官表现成二维的形式。这部分除了讨论各导联如何产生心电图形以外，还将讨论走纸速度和定标。

走纸速度和定标

心电图是被描记在方格纸上，横竖每个小方格线间隔 1 mm。为了便于测量和分析，这些方格由粗的水平线和垂直线分隔成 5 mm² 的连续大方格（见图 3.1）。走纸速度通常为 25 mm/s。基于这个速度，水平方向上的心电图代表时间，1 mm 就是 0.04 s。相应垂直方向上代表了电信号的强度，单位是 mV。心电图仪普遍将 1 mm 定标为 0.1 mV（相对来说，当信号过强或过弱时，可以设置成正常敏感度的一半或者 2 倍）。总之，5 mm² 的大方格代表了水平方向上的 0.2 s 和垂直方向上的 0.5 mV（见图 3.1）。

保证正确无误的检查标准对于准确分析心电图至关重要。因此，每一份心电图描记的起始部都有一个定标信号（标准记号）。它是一个 5 mm 宽、10 mm 高的方块波，代表了 0.2 s 的时限（1 mm ＝ 0.04 s）和 1 mV 的振幅（1 mm ＝ 0.1 mV；见图 3.1）。评价心电图的第一步是查看波形、大小以及标准记号的准确性。

肢体导联和胸导联

心电图是对心脏这一三维物体的二维展现。为了克服这个基本制约条件，需要将多个电极（导联）放置于身体不同部位来构建一个心脏的三维模型。这些导联使检查者能从顶部到底部、从前面到后面观察心脏，了解心脏整个区域的电学特性。10 个电极在常规 12 导联心电图中被分配为肢体导联（4 个电极）和胸导联（6 个电极）。每一个导联相对于心脏都有特定的位置和距离，它们在方向、电压和形状上展示各自的不同之处。

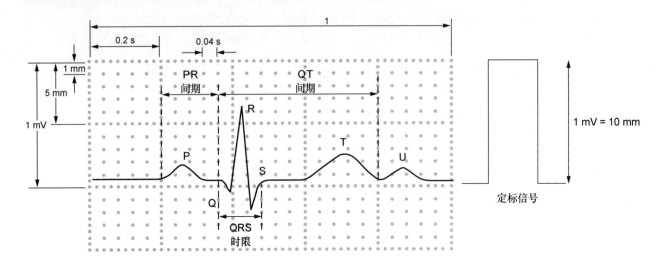

时间和电压
竖轴：
• 1小方格= 1 mm (0.1 mV)
• 1大方格= 5 mm (0.5 mV)
• 2大方格= 10 mm (1.0 mV)

横轴：
• 1小方格= 0.04 s
• 1大方格= 0.2 s
•5大方格= 1.0 s

图 3.1　心电图纸展示方格线和标准记号

肢体导联

正如第二章所述，在静息 12 导联心电图中，肢体导联被放置于左右脚踝部和左右手腕部，通常贴以标签：右下肢（RL）、左下肢（LL）、右臂（RA）和左臂（LA）。右脚作为电中性导联，往往又被标为 N（见图 3.2）。剩余三个导联通过两种不同的电学方式来表现六个不同导联的心电图波形。这两组肢体导联分为单极（加压）和双极。每个导联电极都具备单极和双极的能力。

双极导联包括Ⅰ导联、Ⅱ导联、Ⅲ导联。每个导联按照以下方式测量另外两个电极的电学差异：

Ⅰ导联＝RA（−ve）→LA（＋ve）

Ⅱ导联＝RA（−ve）→LL（＋ve）

Ⅲ导联＝LA（−ve）→LL（＋ve）

基于以上公式，几个双极导联之间的关系可以表述成：Ⅰ导联＋Ⅲ导联＝Ⅱ导联。

导联Ⅰ、Ⅱ、Ⅲ大致代表了 Einthoven 三角（以发明了心电图的荷兰内科医生命名）。通过将三个导联交叉于一个共同的中心点，这个三角可被重画成一个三轴图形（见图 3.3）。

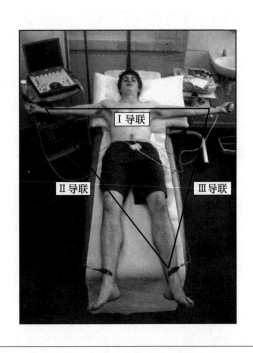

图 3.2　Einthoven 三角和肢体导联位置的关系

单极加压（augmented，a）向量（vector，V）导联包括 aVR、aVL、aVF。单级导联在各自位置测量与零电位相关的电信号（电极直接获取的信号）。加压信号的强度增幅达到 50％，这有利于波形的分析和识别。如同 Einthoven 三角一

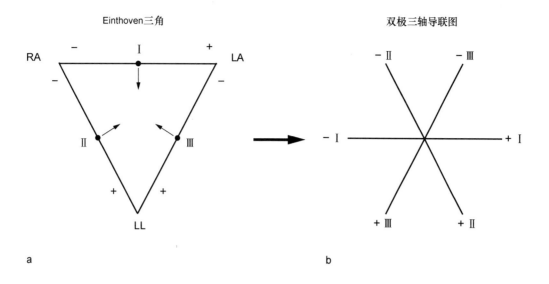

图 3.3　Einthoven 三角和由此得出的三轴导联图

样，前述的三轴图形也可用来表示肢体加压导联的空间指向性（见图 3.4）。几个加压导联间的关系为：$aVR + aVL + aVF = 0$。这表示每种波形的总电压（如 P 波、QRS 波或者 T 波）为零。

　　每个肢体导联都有明确的极性和空间指向性。综上所述，将前面两个三轴图形加以合并，就是完整肢体导联的六轴图形（见图 3.5）。

胸导联

　　胸导联包括 V_1 至 V_6，它们按照以下方式放置（见图 3.6）：

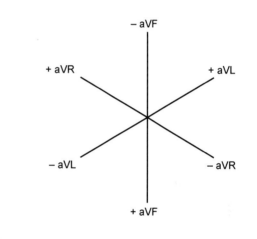

图 3.4　单极三轴图

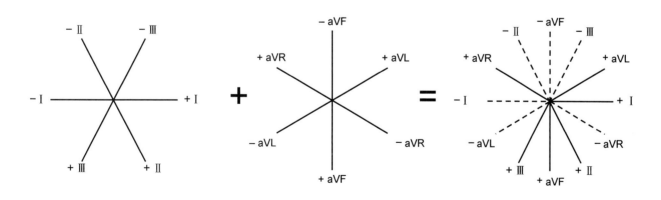

图 3.5　单极和双极三轴图衍生出六轴导联图。每个导联的负极由虚线表示

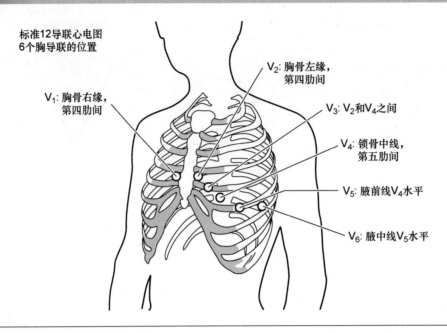

标准12导联心电图
6个胸导联的位置

V₁: 胸骨右缘，
第四肋间

V₂: 胸骨左缘，
第四肋间

V₃: V₂和V₄之间

V₄: 锁骨中线，
第五肋间

V₅: 腋前线V₄水平

V₆: 腋中线V₅水平

图 3.6 胸导联位置

V_1——胸骨右缘，第 4 肋间

V_2——胸骨左缘，第 4 肋间

V_3——V_2 和 V_4 中间

V_4——锁骨中线，第 5 肋间

V_5——V_4 和 V_6 中间

V_6——腋中线 V_4 水平

肢体导联和胸导联的图形各自展现了额面和水平面。肢体导联记录了心脏上下左右方向的电压，胸导联记录了前后左右方向的电压（见图 3.7）。这些导联可被视为从 12 个角度观察心脏的相机。总之，综合这些导联能从多角度了解心脏（见表 3.1）。

解读心电图

心电图的波形特征表现了除极和复极的过程。

表 3.1 标准 12 导联心电图的导联解剖关系

导联	解剖关系
Ⅱ、Ⅲ、aVF	心脏下壁（心尖部）
V_1 至 V_4	心脏前壁（右心室和室间隔）
Ⅰ、aVL、V_5 和 V_6	心脏侧壁（左心室）
V_1 和 aVR	右心房和左心室腔

心动周期的重要部分体现在 P-QRS-T-U 波里，是对心脏电特性的测量，反映跨越心肌层的传导路径和速度，也能了解心脏的电学和相关结构特征。心电图各个部分 P 波、PR 间期、QRS 波群、ST 段和 QT 间期都有正常值范围，解读心电图各个部分的形态变化也很重要。在测量心电图波形之前，检查者要常规测量心率，观察心律，计算心脏电轴。

心率

在记录下规范的信号后，心电图检查者就能确定心率（一段固定时长内的心动周期数，通常为 1 min），正常心率为 60～100 次/分。过慢的心率称为心动过缓（<60 次/分，尽管这在运动员可能是正常的），过快的心率称为心动过速（>100 次/分）。大部分心电图机自动测量心率，但在心律失常时可能有偏差。此外，在一些特定人群情况下（例如，完全性房室阻滞），心房率和心室率有可能不一致。因此，学会测量心率显得尤为重要。以下是三种测量心率的简便方法。

1. 一种快速但不是最准确的测量心率的方法，在 5 mm 大方格的粗线上找一个 QRS 波群，数出下一个 QRS 波群之前的大方格。将数字 300、

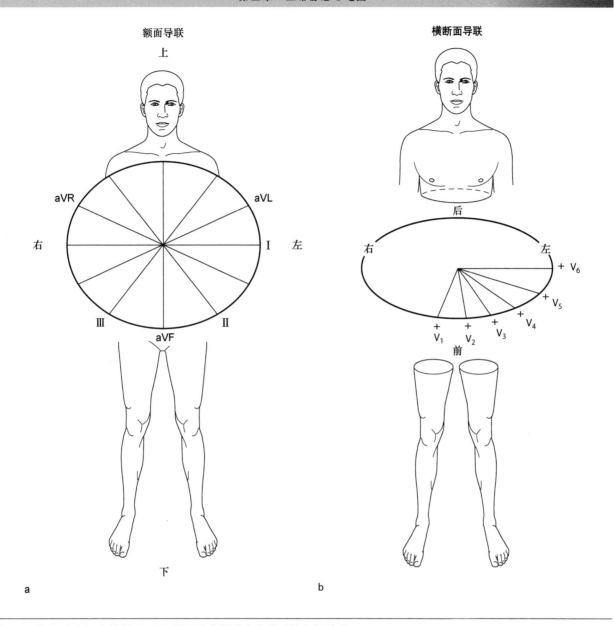

额面导联

上

aVR　　　　　aVL

右　　　　　　　　I　左

Ⅲ　　　　Ⅱ

aVF

下

a

横断面导联

后

右　　　　　　　　左　+ V₆

+ V₅

+ V₄

+　　+　　+ V₃
V₁　　V₂

前

b

图 3.7　从额面（**a**）和横断面（**b**）展示肢体导联和胸导联的空间关系

150、100、75、60、50、40 依次分配在两个 QRS 波群之间的粗线上，第二个 QRS 波群前的粗线上数字就是心率（见图 3.8a）。

2. 数出两个连续 R 波（或者 P 波，如果心房率明显）之间的水平大方格数（5 mm，0.2 s）。选择一个落在大方格实线上的 R 波有助于提高测量准确性。确定了大方格数，再用它去除一个常数（300）。

- 心率（次/分）= 300/大方格数（见图 3.8b）

- 或者，一种更精确的测法是将常数（1500）除以小方格数（1 mm，0.04 s）

- 心率（次/分）= 1500/小方格数（见图 3.8c）

3. 当心率不规则时，前面的方法应用起来就有困难。这时候，计算平均心率就是最有效的方法。直接数出 6 s（30 个大方格）内的心动周期数（R 波；或者 P 波，如果心房率有不同），然后再乘以 10。心电图纸顶部的 3 s（15 个大方格）标记可以协助完成这一任务（见图 3.9）。

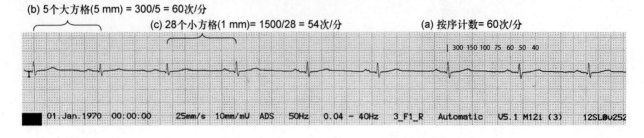

图3.8 利用简单按序计数（a）、300/大方格数（b）和1500/小方格数（c）计算心率

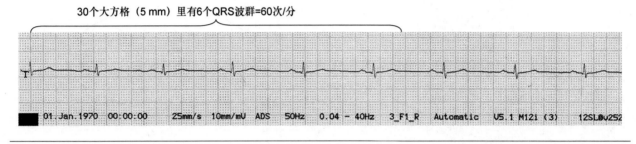

图3.9 利用6 s的平均心动周期数计算心率

心律判断

分析心电图的首要步骤就是判断心律。通过回答以下简单问题，大部分心律失常可以被定性：

- 这个房性心律是什么？
- 这个室性心律是什么？
- 房室传导正常吗？
- 有无异常波群？
- 当前心律有无危险？

第四章对心律失常有更详细的阐述。回答上述问题时需要考虑的基本内容如下。

- 明确心房除极来源对于确定心房节律很重要。在心律失常的诊断上，明确心房的激动是源自窦房结、心房还是房室交界区很关键。对于正常心脏，P波应该清晰明显，发生于每一个QRS波群之前。如果P波在Ⅱ导联、aVF和V_1导联上均正向，可假定窦性起源，如果心率是正常的（60～100次/分），窦性心律可以确定。

- 明确心室除极来源对于确定心室节律很重要。在心律失常的诊断上，明确心室的激动是源自室上性（窦房的、房性的、房室的）还是室性

（包括浦肯野系统）很关键。对于正常心脏，QRS波群接在P波之后，之间有一固定正常的PR间期（0.12～0.20 s）。

- 通过检查P波和QRS波群的关系，可以评估房室传导情况。对于正常心脏，如果QRS波群总能跟随于P波之后，同时有一固定正常的PR间期（0.12～0.20 s），窦性节律就确定了。

- P波、QRS波群、T波在同一导联都有各自一样的形态命名（大小和形状）。

- 正常静息心率（50～100次/分，尽管在年轻健康人群中可能偏低）时的窦性心律不具有危险性。

电轴及其测定

理解下述三条基本心电图规律有助于详细了解心脏电活动：

1. 当除极波指向导联正极时，可观察到正向偏移。

2. 当除极波背离导联正极时，可观察到负向偏移。

3. 当除极波垂直于导联时，可观察到双相波（相同幅度的上下偏移）。

同样的规律也适用于复极（见图3.10）。

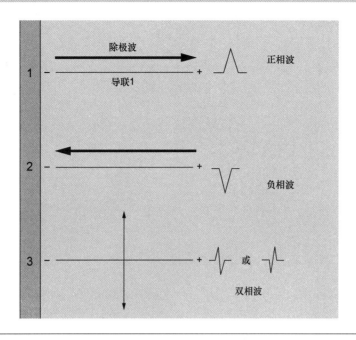

图 3.10 心电图展示了任意导联里朝向正极传播的除极波的正相波群（1）和背离正极传播的除极波的负相波群（2）。当除极波的传播垂直于该导联时，就产生了双相波（既有正向偏移又有负向偏移）（3）

最初的动作电位发生于窦房结，以快速除极波的形式从右心房上部基底部传至左心房，跨越心房（在结间束的协助下）朝向房室结。除极波在一个时间点上有方向和幅度。所以，心肌细胞的除极可以被电向量所体现。这些向量的总和表现为一个单独的综合向量，展示除极的方向和幅度，由一个大小可变的箭头表示，反映除极的幅度（见图 3.11）。肌肉量越大，综合向量的幅度也越大，所以心电图上观察到的偏移量也就越大。心房除极在心电图上表现为一个小的、短时限的偏移，也就是 P 波（见图 3.12）。正极位于心脏前方、侧方和下方的导联显示以正向偏移为主的 P 波（例如，Ⅰ、Ⅱ、Ⅲ、aVF、aVL 及 V₂～V₆ 导联）。相反，正极位于心脏后方和上方的导联显示以负向偏移为主的 P 波（例如，aVR 和 V₁ 导联）。

尽管心室的除极比心房复杂，规律是相通的。动作电位的传导通过房室交界区、束支以及浦肯野系统等特殊组织，按一定顺序迅速除极心室。除极第一阶段（<0.04 s）发生于室间隔。室间隔左侧首先除极，因为希氏束的左支有一支从那里发出，除极波由左至右传播，产生方向一致的电向量。鉴于室间隔肌肉量较少，这个向量的幅度也

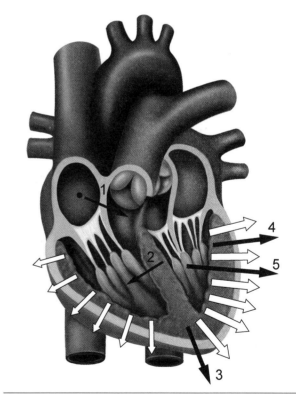

图 3.11 心房的除极由一指向左下的综合向量表示（1）。心室肌除极由心内膜至心包，与心肌量有关的电量导致电向量的变化（空心箭头；注意右侧心室心肌量较少导致向量较小）。心室除极起始于室间隔（2），随后是心尖和早期左心室除极（3），结束于心室基底部心肌的晚期心室除极（4）。这些独立向量汇总成综合除极向量（5），由心电图测量

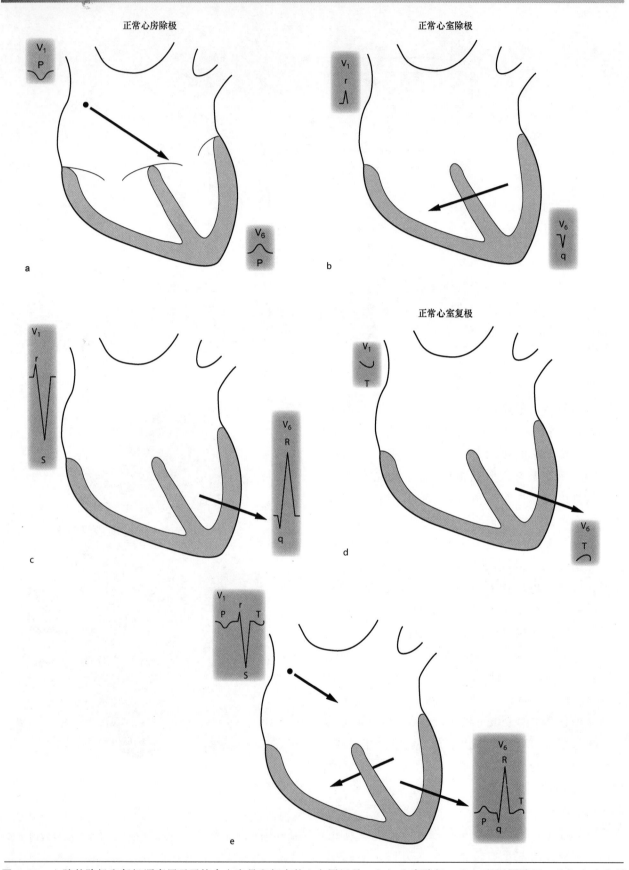

图 3.12　心脏的除极和复极顺序展示了综合电向量和相应的心电图记录：（**a**）心房除极；（**b**）室间隔除极；（**c**）心尖和早期左心室及晚期心室除极的综合向量；（**d**）心室复极；（**e**）心脏电活动总和

较小，故在心电图上表现为小的偏移（见图 3.11 和 3.12）。根据导联正极所处的位置，间隔除极表现为 Q 波 [由于振幅较低（＜0.4 mV），通常记录为 q 波] 或者 R 波（由于振幅较低，通常记录为 r 波）。

间隔除极后，紧接着是心尖和早期左心室除极。因为心室肌除极是从心内膜到心外膜，所以心尖和早期左心室除极所引起的综合电向量是指向左下方（见图 3.11）。晚期心室除极涉及左心室侧壁和右心室后壁，导致综合向量朝向左上方。左心室尤其大量的心肌带来较大幅度朝向左下方的综合向量，在心电图上表现为较大的 QRS 波群（见图 3.12）。

心室除极过后有一短暂的电学不应期，这段时间内心电图形回归到等电位线（ST 段）。在这之后，心室复极波以缓慢的速率由心内膜传播至心外膜，这个速度比心室除极慢，在心电图上形成一段较长间期、较低振幅的波形（T 波；见图 3.12）。

心房和心室的除极以及心室复极所形成的综合电向量可用来描述平均电轴。它表明了额面 P 波、QRS 波群、T 波电活动指向的净方向。计算平均电轴在最初评价心脏解剖位置和除极方向上非常有价值。一般而言，平均 QRS 电轴最主要，

也是关注的焦点。它通过肢体导联计算获得（额面）。加入了角度命名的六轴导联图，就是用来计算平均 QRS 电轴的（见图 3.13）。

正常的平均 QRS 电轴介于 －30°和＋100°之间。电轴左偏介于 －30°和－90°之间。电轴右偏介于＋100°和＋180°之间。电轴极度偏移介于 －90°和＋180°之间（见图 3.14）。

计算平均 QRS 电轴

尽管很少测量心房电轴，大部分自动心电图仪还是会显示平均 P 波电轴。平均 T 波电轴在特定环境下较有意义，诸如心肌缺血或者梗死的区域定位等。平均 QRS 电轴是最普遍测量的参数，虽然精确测量很复杂，不过以下三种简便计算方法很有用。

1. 任意两个导联显示同样高度的 R 波，平均 QRS 电轴就指向它们中间方向（见图 3.15）。

2. 任意导联显示双相 QRS 波，平均 QRS 电轴就垂直于它的方向。因为当心室除极波指向导联正极时，可以观察到正向偏移，平均 QRS 电轴将指向有正向 QRS 偏移的导联（见图 3.16）。

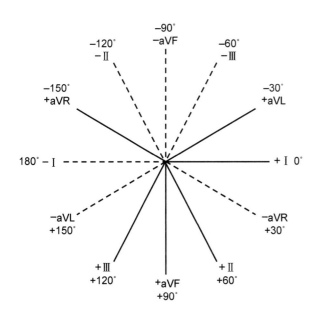

图 3.13　标有角度的六轴导联图将六个肢体导联的三轴图合为一体。每个导联都有正极和负极（虚线），并标有度数

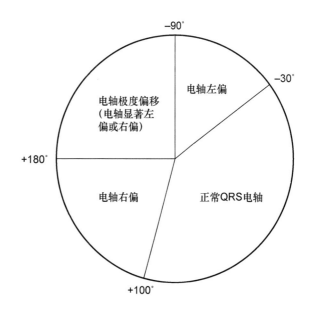

图 3.14　六轴导联图示意图显示正常 QRS 电轴、电轴左偏及右偏和电轴极度偏移

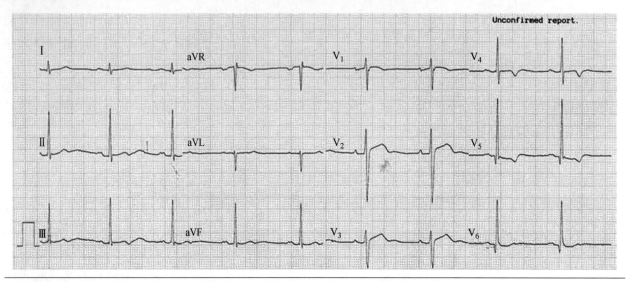

图 3.15 利用方法 1 计算正常平均 QRS 电轴。注意 Ⅱ 导联和 Ⅲ 导联上相同高度的两个 R 波。平均 QRS 电轴位于 Ⅱ 导联和 Ⅲ 导联中间，趋近于 90°

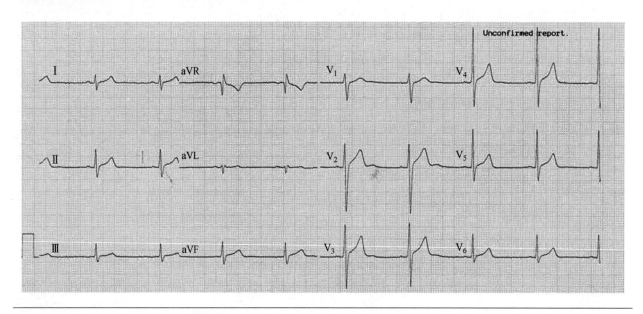

图 3.16 利用方法 2 计算正常平均 QRS 电轴。注意 Ⅰ 导联的双相波。因此，平均 QRS 电轴垂直于 Ⅰ 导联，指向 Ⅱ 导联和 Ⅲ 导联的正极（Ⅱ导联和Ⅲ导联显示正向 QRS 波群，提示 QRS 综合向量的方向指向这些导联）。因此，平均 QRS 电轴趋近于 90°

3. 通过在双极导联（Ⅰ、Ⅱ、Ⅲ）构成的三轴网格图（一种重排过的 Einthoven 三角，见图 3.17）上绘制向量，平均 QRS 电轴可被精确计算。利用 Ⅰ 导联和 Ⅲ 导联计算各自 QRS 波群的代数和（例如，在图 3.17，Q 波＝−1 mm，R 波＝5 mm，所以 QRS 波群的代数和＝Q 波＋R 波＝4 mm）。对应 4 mm 的点落在 Ⅰ 导联上，通过这个点做一垂直线。在 Ⅲ 导联重复这一操作（QRS 波群的代数和＝−3 mm＋17 mm＝14 mm）。从三轴图的中心做一条线，通过两条垂直线的交点，读取远端落在周边参考方格的位置，就是平均 QRS 电轴。在这个例子里，平均 QRS 电轴是 77°（见图 3.17）。

方法 1 和方法 2 用来估计平均 QRS 电轴，在 R 波（或者 S 波）幅度近似或者 QRS 波近似双相的情况下可用来计算。临床上 10°～15° 的误差可以接受，但是，如果必须精确测量平均 QRS 电轴，就应该使用方法 3。

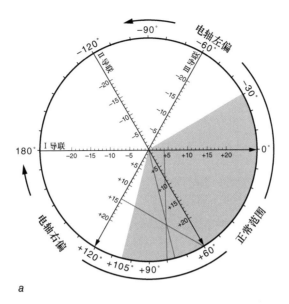

a

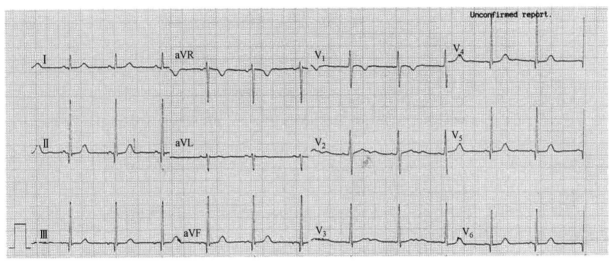

b

图 3.17　用方法 3 计算平均 QRS 电轴。在此例中，Ⅰ 导联 QRS 波的代数和 = +4 mm，Ⅲ 导联 = +14 mm，平均 QRS 电轴 = 77°

测量和正常值

心电图形可拆分为 P 波、PR 间期、QRS 波、QT 间期、ST 段、T 波和 U 波。这部分将对心电图各部分进行详细讲解，并说明各自的正常值。

P 波

P 波是一个小而单峰的波形，发生于 QRS 波前，正负指向均可（通常反映该导联 QRS 波主波的方向），代表心房除极。P 波时限正常情况下小于 0.12 s（3 mm），振幅小于 0.25 mV（2.5 mm）。

P 波时限的测量起自等电位线偏移的起始点至波形回归等电位线处。振幅测量起自等电位线至 P 波波峰。平均 P 波电轴的方向在额面上大多朝向 Ⅱ 和 aVF 导联，在横断面上大多朝向 V₁ 导联。因为 P 波在这几个导联上最大，所以应该用这些导联来检查 P 波节律和形态命名（见图 3.1）。

PR 间期

PR 间期是心房除极起始至心室除极起始之间的时间。PR 间期反映动作电位从窦房结传播经过心房穿越房室交界区（房室结和希氏束）所用的时间。PR 间期的测量起自等电位线上 P 波的起始偏移点至 QRS 波的起始偏移点。正常 PR 间期时限在 0.12 s 至 0.20 s（3 至 5 mm）之间。PR 间期长度在不同心电图导联可能有变化，其中最短的要特别留意（见图 3.1）。

QRS 波

QRS 波反映心室除极。QRS 波时限的测量起自等电位线上 PR 段的首次偏移（QRS 波群起始部）至 QRS 波群回归等电位线。正常心脏的 QRS 波群时限小于 0.10 s。QRS 波群的形态取决于不同的观察导联。正如前述所言，QRS 波群的形态取决于导联正极所在的位置和心室除极的方向。尽管 QRS 综合向量有唯一的幅度和方向，QRS 波群仍然反映心室除极的顺序：

1. 室间隔
2. 心尖和早期左心室
3. 晚期心室除极

总之，基于导联正极位置的不同，QRS 波群在每个导联有不同的形态命名。

胸导联的 QRS 波群

右侧胸导联（V_1）记录的 RS 波群反映室间隔朝向 V_1 正极的去极化和随后心尖及游离壁背离 V_1 正极的去极化。相反，左侧胸导联（V_6）记录的 qR 波反映了相同的次序，但是室间隔去极化背离 V_5 或 V_6 正极，心尖和游离壁去极化朝向 V_6 正极。我们将胸导联从 V_1 依次移至 V_6，R 波相对递增，S 波相对递减。这称为 R 波递增，振幅顶峰一般出现在 V_4 至 V_5（可以识别一个过渡区，通常在 V_3 至 V_4 附近，R/S 大致为 1）。

肢体导联的 QRS 波群

和胸导联类似，每个肢体导联根据正极位置的不同有独特的 QRS 波形态。导联 aVR 的正极位于右上方，导致 QRS 波群主波呈负向（通常观察到负向的 T 波）。由于这些导联存在较多正常变异，剩下五个导联的 QRS 波群在某种程度上更加复杂。观察到的波形与平均 QRS 电轴（之前已有描述）紧密相关。尽管无法定义正常的 QRS 波形，但是大多数情况下，在正常心脏 Ⅱ、Ⅲ、aVF 导联的 QRS 波群主波为正向，而 Ⅰ 和 aVL

导联可以是正向、双相或者 QRS 波群振幅很低。

QT 间期

QT 间期是指心室除极起始至心室复极结束所用的时间。QT 间期的测量起自 QRS 波的起始偏移点至 T 波回归至等电位线，不包括 U 波。QT 间期和心率有关。心率下降，QT 间期延长，反之亦然。因此，QT 间期根据以下公式加以修正（QTc）：

$$QTc = QT / \sqrt{RR}$$

总之，QT 间期应该为 0.35～0.45 s，不超过 RR 间期的一半（见图 3.1）。

ST 段

ST 段指心室除极和复极之间的时间。ST 段的测量起自 QRS 波的终末部至 T 波的起始部。QRS 波终末部和 ST 段起始部的结合点称为 J 点。正常心脏的 ST 段停留于等电位线上（见图 3.1）。

T 波

T 波代表心室复极，测量起自 ST 段从等电位线上的首次偏移至 T 波回归至等电位线。T 波通常是不对称的：前半段坡度不如后半段陡峭。T 波的方向在正常情况下反映 QRS 波群的主波方向。尽管没有明确的 T 波振幅测量要求，通常它的高度对应于前面的 R 波（即 R 波越大，T 波也越大），振幅是前面 R 波的 1/8 至 2/3 均可认为是正常的（见图 3.1）。

U 波

U 波是 T 波之后一个小的偏移，方向通常与前面的 T 波一致。关于 U 波的来源还不清楚，但是有学说认为它代表了心肌中层细胞（这些细胞位于心内膜和心外膜之间）和希氏束-浦肯野系统的复极化。U 波最常见于 V_2～V_3，然而很多时候心电图并没有显示。运动员、低钾血症、高钙血症、甲状腺功能亢进容易有明显的 U 波（见图 3.1）。

表 3.2 总结了静息 12 导联心电图的各项正常值。

表 3.2　静息 12 导联心电图正常值汇总

	QRS 电轴	P 波	PR 间期	QRS	QT 间期	ST 段	T 波	U 波
正常值	−30°至 +100°	<0.12 s（3 mm）并 <0.25 mV（2.5 mm）（最佳测量导联为 V₁、Ⅱ 或 aVF）	0.12～0.20 s（3～5 mm）	<0.1 s（形态多变）	0.35～0.45 s（不超过 RR 间期的一半）（$QT_c = QT/\sqrt{RR}$）	J 点 在 等 电位线上	正常方向和 QRS 波群一致，振幅 >1/8 且 <2/3 的前面 R 波	正常情况下 与前面 T 波 方向一致的 小偏移

准备和安放导联的常见错误（解决方法）

为了保证正确的位置和最佳的信号，导联必须安放准确。

皮肤的准备

心电图上的伪像和噪声会使得节律的判断、测量和分析变得困难。有多种方法能够提高和优化电极接收到的信号。皮肤的准备对于减少电阻抗、提高信号敏感度十分重要。需要用乙醇去除皮肤表面的油脂，再用砂纸擦去死皮。放置电极前，皮肤表面应该完全晾干。过多的毛发必须剃除（这对运动心电图尤为重要）。

心电图电极

心电图电极的质量对记录图形的质量有重要影响。确保电极没有超出厂家建议的有效期，肉眼检查电极保证凝胶没有干掉是最有效的质量检查。有缺陷的导线同样会带来强烈的起伏波动或者等电位线的波形。如果干扰能够通过轻柔拉扯导线产生，那么这股导线就应该被替换。

肌肉和导联活动

有时候，电极的移动或者肌肉的活动会产生伪像。因此，患者在检查心电图时必须保持绝对平静。如果移动无法控制（运动时的确如此），在导联上安放一个张力环有助于减少伪像。导联过度移动跨越另一个同样可能引发伪像。定位并固定导联以减少移动可降低噪声。张力环的使用能够显著减少导联移动。

心电图仪附近的其他电学设备可能引起干扰，在心电图上带来伪像。电学滤波器（在现代心电图仪上较普遍）能减少这类干扰。尽管如此，减少心电图仪附近的电学设备、保证电极的最佳接触，依然是正确的操作。

导联放置

不准确的导联放置是常见的错误，操作者可以简单核对来保证导联的正确安放，最简单的就是在患者身上核对导联，这样常常可以发现错误。在心电图记录中检查肢体导联能发现导联放置错误。记住以下关系：aVR＋aVL＋aVF＝0 和 Ⅰ 导联＋Ⅲ 导联＝Ⅱ 导联。如果加压导联的总和不等于零，或者 Ⅰ 导联和 Ⅲ 导联的总和不等于 Ⅱ 导联，那么导联的放置就不正确。

关键点

- 切记在采集和分析一份心电图前，先检查定标信号（标准记号）。正常情况下，水平规格（时限）是 1 mm＝0.04 s，垂直规格（振幅）是 1 mm＝0.1 mV。
- 为了检查肢体导联安放，思考下列正常情况下的正确公式：

  aVR＋aVL＋aVF＝0 和 Ⅰ 导联＋Ⅲ 导联＝Ⅱ 导联

- 明确了心率之后，通过以下问题判断节律：

  (1) 这个房性心律是什么？

  (2) 这个室性心律是什么？

  (3) 房室传导正常吗？

  (4) 有无异常波群？

  (5) 当前心律有无危险？

- 利用肢体导联的 QRS 波群估算 QRS 电轴。正常的平均 QRS 电轴介于 $-30°$ 至 $+100°$ 之间。

- 心电图正常值如下：P 波 <0.12 s 和 <0.25 mV；PR 间期 $=0.12\sim0.20$ s；QRS 波 <0.1 s；QT 间期 $=0.35\sim0.45$ s（记得心率校正 QTc）；ST 段伴随 J 点位于等电位线；T 波 $>1/8$ 且 $<2/3$ 的前面 R 波，并和 QRS 波群在正常情况下有相同的方向。

4

异常静息心电图

本章主要分为五个部分：①心动过缓；②心动过速；③心房和心室扩大；④心肌缺血和心肌梗死；⑤少见的异常心电图。每部分均提供这些疾病的典型范例，包括关键特征和常见原因；同时提供相关心电图，阐明其临床表现，辅助识别关键特征。

第一部分主要阐述与缓慢心率相关的心律失常，称为心动过缓。这些心律失常包括电轴偏移、窦性心动过缓、窦性心律失常、房室交界区心律，以及与窦房结、房室交界区、束支和分支相关的电传导阻滞。第二部分主要阐述与快速心率相关的心律失常，称为心动过速。这类心律失常被细分为起源于心室之上的心律失常（室上性）、起源于心室的心律失常（室性心律失常）、起源于心室的心动过速（室性心动过速）、无明显起源的心动过速（特发性室性心动过速）。

第三部分主要阐述关于心房、心室扩大时常见的心电图改变。第四部分重点探讨心肌缺血，及心内膜下和透壁性心肌梗死、非 ST 段抬高型心肌梗死和 ST 段抬高型心肌梗死。本部分文字及 ECG 可帮助判断心肌梗死的部位及相关的冠状动脉。最后一部分主要讲述少见的异常心电图，这类心电图由特殊疾病引起，并在本章上述分类中未提及。

心电图异常原因的识别

回答以下问题有助于识别及确立心电图异常的原因：

- 是否检查定标信号？
- 心率是多少？
- 电轴是否有偏移？
- 房性心律是什么？
- 室性心律是什么？
- 房室传导是否正常？
- 是否有波形异常？
- 当前节律是否有危险？

心动过缓

心动过缓是与缓慢心率相关的异常节律，分为许多类型，包括起源于窦房结的缓慢心率（窦性心动过缓）、窦性节律伴 RR 间期显著变异性（窦性心律失常）、起源于房室交界区的节律（房室交界性节律）、窦房结除极停止导致异位起搏点除极（窦性停搏及逸搏）、房室交界区动作电位阻断［传导阻滞包括一度、二度（莫氏 Ⅰ、Ⅱ 型）和三度］、束支或分支水平动作电位阻断［左、右束支传导阻滞（左束支传导阻滞、右束支传导阻滞、不完全左束支和右束支传导阻滞，及分支阻滞）〕。下面分别结合典型 ECG 对上述情况进行阐述。

电轴偏移

正常平均 QRS 电轴范围为 −30°～+100°。电轴左偏（left axis deviation，LAD）为 −30°～−90°，电轴右偏（right axis deviation，RAD）范围为 +100°～+180°，电轴极度偏移范围为 −90°～+180°。电轴偏移的出现并非全部提示潜在的心脏病理状态（图 3.14），它可以支持其他的 ECG 表现。识别 RAD 及 LAD 相对简单。

电轴右偏

通常如果心电图表现为 Ⅱ、Ⅲ 导联高 R 波，Ⅲ 导联的 R 波幅度比 Ⅱ 导联的 R 波幅度高，可表现为电轴右偏（RAD）。此外，Ⅰ 导联为 RS 波群，S 波的深度超过 R 波的高度，则可诊断为 RAD（见图 4.1）。

下述为引起 RAD 的常见原因：

- 正常变异
- 右心室肥厚
- 左心室侧壁心肌梗死
- 左后分支传导阻滞（罕见）
- 慢性肺部疾病：肺气肿和慢性支气管炎
- 急性肺栓塞

电轴左偏

通常，如果 Ⅲ 导联有深的 S 波，Ⅱ 导联表现为 RS 波群，且 S 波的幅度超过 R 波的幅度（或者为 QS 波群），Ⅰ 及 aVL 导联表现为高的 R 波，则诊断为电轴左偏（LAD）（见图 4.2）。

下述为引起 LAD 的常见原因：

- 正常变异（不常见）
- 左心室肥厚（左心室肥厚患者中不常见）
- 左前分支传导阻滞
- 左束支传导阻滞

窦性心动过缓

静息心率的正常范围一般为 60～100 次/分，频率小于 60 次/分称为窦性心动过缓，通常是由迷

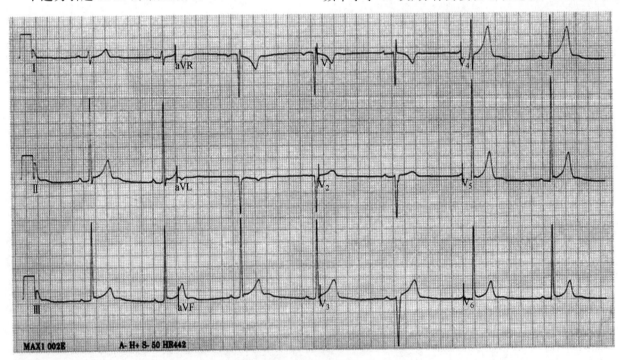

图 4.1　RAD 心电图。Ⅱ、Ⅲ 导联高 R 波，Ⅲ 导联的 R 波比 Ⅱ 导联的 R 波高。此外，Ⅰ 导联表现为 RS 波群，且 S 波的深度超过 R 波的高度

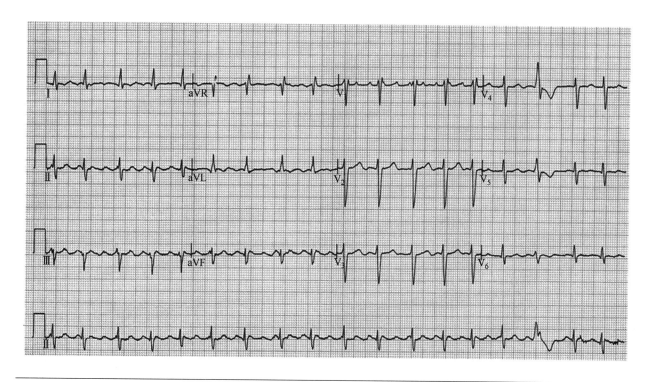

图 4.2 LAD 心电图。Ⅲ导联有深的 S 波，Ⅱ导联表现为 RS 波群，且 S 波的幅度超过 R 波幅度（或者为 QS 波群），Ⅰ及 aVL 导联表现为高 R 波

识别 RAD 和 LAD

下列步骤有助于快速、简便地识别电轴偏移：

1. 如果 QRS 波群在Ⅰ导联及 aVF 均为正向，则电轴正常（即−30°～+90°）。

2. 如果 QRS 波群在Ⅰ导联为正向，但在 aVF 为负向，则为电轴向左偏移（即−90°～+60°），但仅当Ⅱ导联 QRS 波群也为负向时诊断为电轴左偏（即电轴向左偏移小于−30°）。

3. 如果 QRS 波群在 aVF 为正向，但在Ⅰ导联为负向，则为电轴右偏（即电轴位于+90°～+180°）。

4. 如果 QRS 波群在Ⅰ、aVF 导联均为负向，则为电轴极度偏移（即电轴位于−90°～+180°），但通常这种结果多考虑为导线换位而非电轴极度偏移。

走神经张力增高或交感神经张力减低所致（见图 4.3）。仅当这种心律完全或主要由窦房结发出时称为窦性心动过缓（即每个 QRS 波群前都有 P 波）。窦性心动过缓常见病因如下：

- 正常变异：窦性心动过缓可见于正常人，尤其在身体健康的人群中常见
- 药物所致：多种药物可增加迷走神经张力（如地高辛）或降低交感神经张力（如 β 受体阻滞剂及钙通道阻滞剂）
- 甲状腺功能减低：通常与窦性心动过缓相关（甲状腺功能亢进与窦性心动过速相关）
- 病态窦房结综合征：为窦房结的退行性疾病，导致窦性心动过缓，常见于老年人群
- 睡眠呼吸暂停综合征
- 颈动脉窦综合征

窦性心律失常

窦性心率的逐搏变异性很常见，并导致轻度 PP 间期（相邻 P 波之间的距离）变异性。PP 间

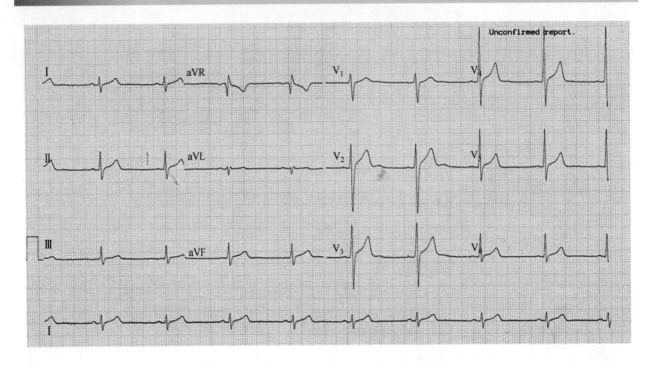

图 4.3　窦性心动过缓

期（或 RR 间期）之间差异应小于 0.16 s；但差异如果大于 0.16 s，可以诊断为窦性心律失常（见图 4.4）。窦性心律失常是一种极其常见的心律失常（尤其在儿童及青年人群中），一般无心脏病证据，可视为正常变异性。窦性心律失常最常见的原因是迷走神经张力随着呼吸的不同时期而改变（吸气时迷走神经张力减低，反之亦然）。

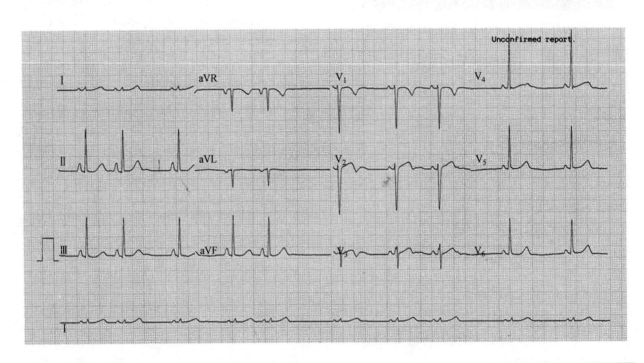

图 4.4　一名训练有素的运动员的典型的窦性心律失常

房室交界区心律（结性心律）

在特定情况下，房室交界区可能成为起搏点。当这种情况出现时，心房受到逆行性刺激（与正常方向相反）。因此，P 波为逆行性 P′波（即 P 波在 aVR 导联中直立，在 Ⅱ 导联中倒立）。尽管心室除极不会被影响，但 P 波与 QRS 波群的关系会受到影响。如果心房先于心室除极，P′波出现在 QRS 波群前，且 P′R 间期缩短；若心房、心室同时除极，P′波可能埋藏在 QRS 波群中；如果心室除极在心房除极之前，P′波出现在 QRS 波群之后（ST 段或 T 波内）。房室交界区心律可细分为房室交界区逸搏心律及房室交界区心动过速。

房室交界区逸搏心律（见图 4.5）的定义为一个连续的房室交界区节律，心率特征性地减慢（30～60 次/分）。下述为引起房室交界区逸搏心律的常见原因：

- 正常变异：偶可在静息心动过缓中观察到
- 药物所致：β 受体阻滞剂、钙通道阻滞剂、地高辛的药物不良反应

- 急性心肌梗死
- 低氧血症
- 高钾血症

房室交界区心动过速定义为：≥3 个连续房室交界区早搏。房室交界区心动过速与阵发性房性心动过速（详见后文）相似。

窦房传导阻滞及窦性停搏

窦房结功能不全称为窦房传导阻滞。间歇性窦房传导阻滞可能导致心脏漏搏（无 P 波或 QRS 波群，见图 4.6）。更严重的窦房传导阻滞可能导致窦房结功能障碍，使窦房结停止发放激动，长时间无电活动，称为窦性停搏。为了克服窦房结动作电位的缺失，心脏的其他结构，如心房、房室交界区、心室开始产生动作电位形成逸搏。下述为引起窦房传导阻滞及窦性停搏的常见原因：

- 缺氧
- 心肌缺血或心肌梗死
- 高钾血症
- 洋地黄中毒

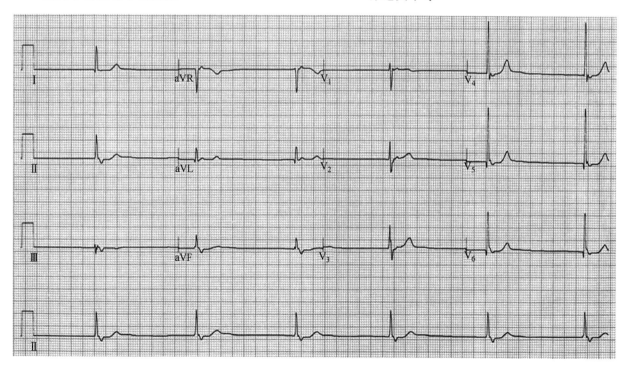

图 4.5　房室交界区/结性逸搏心律（＜60 次/分）可见 ST 段中出现逆行性 P′波

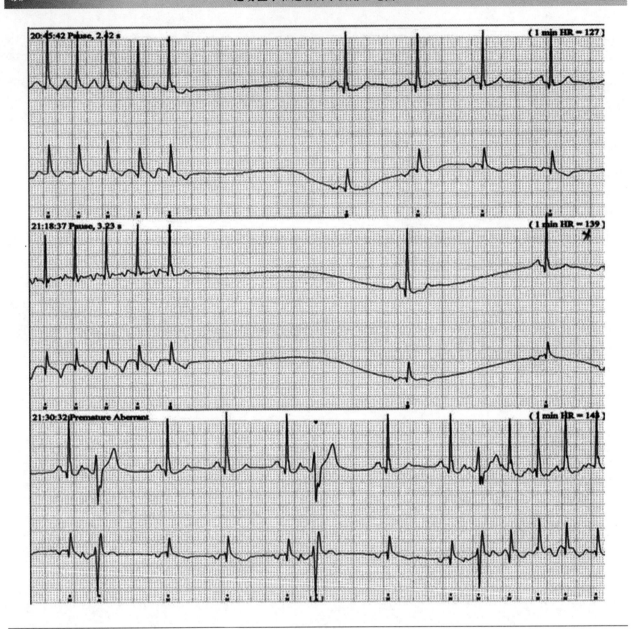

图 4.6 窦房传导阻滞

- 对其他药物的不良反应，包括 β 受体阻滞剂和钙通道阻滞剂

窦房结退行性疾病（病态窦房结综合征）同样会导致窦房传导阻滞或窦性停搏。

房室传导阻滞

房室交界区传导的障碍导致房室交界区动作电位传导受到暂时或永久的影响，称为心脏阻滞。心脏阻滞可分为三类或三级，从最轻度（一度房室传导阻滞）到二度房室传导阻滞（细分为 Ⅰ 型和 Ⅱ 型）再到最严重（三度房室传导阻滞，有时被称为完全性心脏阻滞）。一度和二度房室传导阻滞也被称为不完全性心脏阻滞。

一度房室传导阻滞

PR 间期延长恒定 > 0.20 s 称为一度房室传导阻滞（见图 4.7）。下述为引起一度房室传导阻滞的常见原因：

- 正常变异：一度房室传导阻滞常在训练有素的运动员中出现，可能是由于迷走神经张力增加所致。同样，正常人中偶尔可观察到类

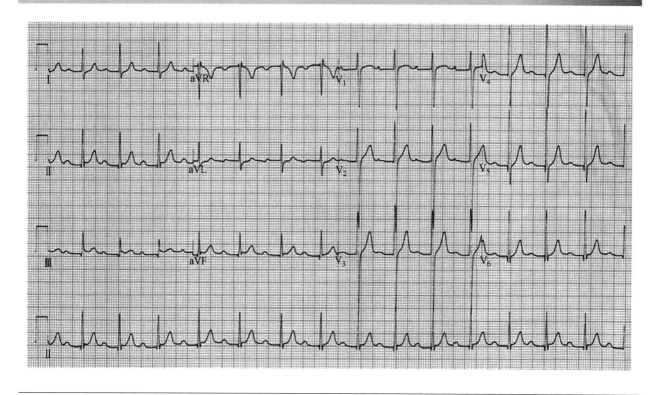

图 4.7 一度房室传导阻滞。注意延长的 PR 间期在每搏均为恒定的

似现象

- 药物：洋地黄类药物、β 受体阻滞剂、钙通道阻滞剂、奎尼丁均可抑制房室传导功能
- 缺血性心脏病：在下壁心肌缺血及梗死患者中一度房室传导阻滞常见，因为右冠状动脉为房室交界区及下壁供血
- 高钾血症
- 急性风湿热

值得注意的是，上述所提到的药物及缺血性心脏病，都可能引起所有类型的房室传导阻滞。

二度房室传导阻滞

二度房室传导阻滞可分为两种类型：莫氏Ⅰ型（也称文氏阻滞）及莫氏Ⅱ型。

莫氏Ⅰ型（文氏）房室传导阻滞特点为：PR 间期逐渐延长，直至一个动作电位完全不能下传，P 波后无 QRS 波群。这个被阻断的搏动后 AV 交界区功能相对恢复，重复 PR 间期逐渐延长模式，直到一个脱落搏动的出现（见图 4.8）。

在脱落搏动前出现的 P 波数目可以是不同的。下述为引起莫氏Ⅰ型（文氏）房室传导阻滞的常见原因：

- 正常变异：偶尔可在训练有素的运动员中出现，反映迷走神经张力增加
- 药物：洋地黄类药物、β 受体阻滞剂、钙通道阻滞剂、奎尼丁均可抑制房室传导功能
- 缺血性心脏病：在下壁心肌缺血及梗死患者中二度房室传导阻滞常见，因为右冠状动脉为房室交界区及下壁供血

与莫氏Ⅰ型房室传导阻滞相比，莫氏Ⅱ型房室传导阻滞较少见，且多为病理性，反映严重的传导系统疾病。由于希氏束-浦肯野系统的参与，莫氏Ⅱ型特征性地出现 QRS 波群时限延长（>0.12 s）、一系列未下传的 P 波及间断出现的 QRS 波群（见图 4.9）。

二度房室传导阻滞下传通常有一个恒定的比例（如 3：1 房室传导阻滞表明每 3 个 P 波后跟随 1 个 QRS 波群）。

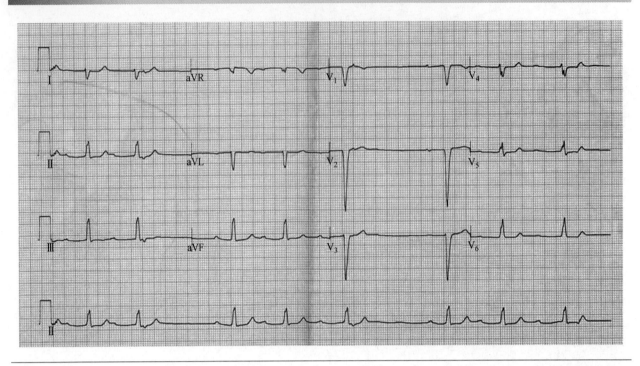

图 4.8　莫氏Ⅰ型（文氏）二度房室传导阻滞。注意逐渐延长的 PR 间期，直至一个 QRS 波群脱落，随后房室交界区功能相对恢复

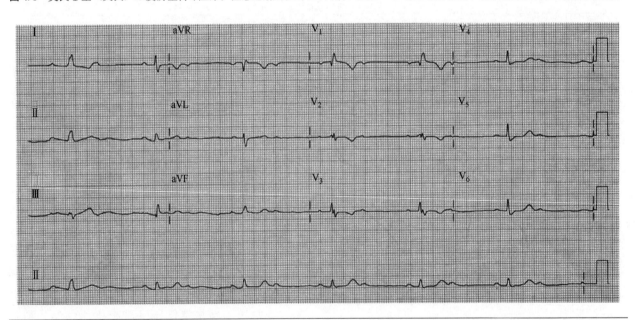

图 4.9　莫氏Ⅱ型二度房室传导阻滞。注意宽大的 QRS 波群和一系列未下传的 P 波及间断出现的 QRS 波群

三度房室传导阻滞（完全性心脏阻滞）

完全性心脏阻滞中，没有心房到心室动作电位的传递。完全性心脏阻滞是一种严重且潜在威胁生命的心律失常。房室节律相互独立，室性动作电位在房室交界区阻滞点以下的位置激动。三度房室传导阻滞的特征是：心室率缓慢而匀齐，通常在 30～60 次/分；心房率快于心室率。P 波与QRS 波群互不相关（完全性心脏阻滞可以发生在心房扑动或颤动的人群中，通常表现出缓慢、规律的室性节律）。如果动作电位产生在房室交界区（交界区逸搏心律，见图 4.10），QRS 波群时限可以正常（<0.12 s）；如果动作电位产生在希氏束-浦肯野系统（室性逸搏心律，见图 4.11），则类似束支传导阻滞，QRS 波群增宽＞0.12 s。

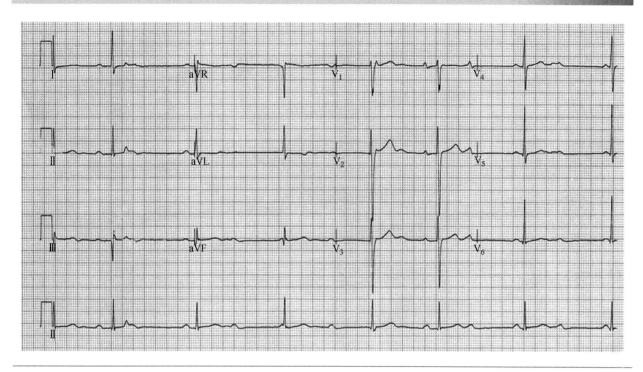

图 4. 10　三度房室传导阻滞（完全性心脏阻滞）伴交界区逸搏心律

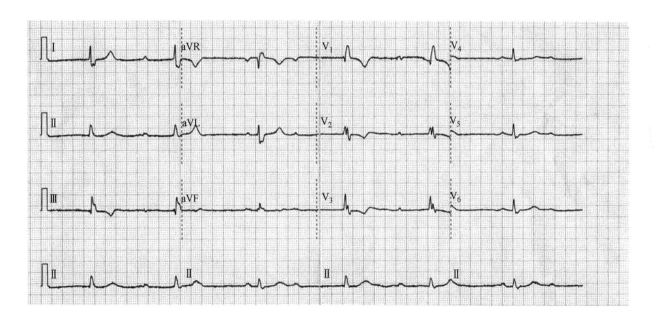

图 4. 11　三度房室传导阻滞（完全性心脏阻滞）伴室性逸搏心律

下述是引起三度房室传导阻滞的常见原因：
- 传导系统慢性退行性病变（常见于老年人群）
- 药物：洋地黄中毒
- 莱姆病（关节炎）
- 急性心肌梗死

右束支传导阻滞和左束支传导阻滞

右束支或左束支功能不全导致动作电位传导阻滞被称作右束支传导阻滞（right bundle branch block，RBBB）或左束支传导阻滞（left bundle branch block，LBBB）。任意一个束支的阻滞都会增加心室除极传导时间，进而在心电图上有着各种各样的特征性表现。

RBBB 和 LBBB 可以是永久的，也可以是暂时的。并且，它们可能只发生在某一种特定的心脏节律下（如心动过速或频率依赖，详见第五章）。如果一个心电图的 QRS 波群不是典型的 RBBB 或者 LBBB，则称为室内传导延迟。

右束支传导阻滞

右束支传导阻滞不会影响室间隔除极，由于室间隔是由左束支激动。因此，右束支阻滞仍可见 V_1 导联小的 R 波（室间隔除极产生）与 V_6 导联 Q 波。心室除极开始的部分是不受影响的；然而，由于右心室除极延迟，导致后一部分除极时间延长。因此，V_1 导联表现出一个深 S 波（左心室除极）后跟随 R′波（右心室除极），并且 QRS 波群时限是延长的。在 V_6 导联，Q 波后跟随一个高大的 R 波和 S′波，这导致 QRS 波群的延长（>0.12 s；见图 4.12）。有时，右束支传导阻滞在 V_1 导联也出现高大且粗钝的 R 波（见图 4.13）。心室除极的延长导致心室复极的继发改变，引起右心前区导联 T 波倒置。不完全性右束支传导阻滞特征性表现为：V_1 导联 rSR′，V_6 导联 qRS，且 QRS 波群时限为 0.10～0.12 s（见图 4.14）。

下述是引起右束支传导阻滞的常见原因：

- 正常变异：不完全性右束支传导阻滞常见于经常锻炼的人群
- 传导系统慢性退行性病变：常见于老年人群
- 影响右心的病变：房间隔缺损伴左向右分流，慢性肺疾病伴肺动脉高压，瓣膜病变（包括肺动脉瓣狭窄）
- 心肌缺血和心肌梗死

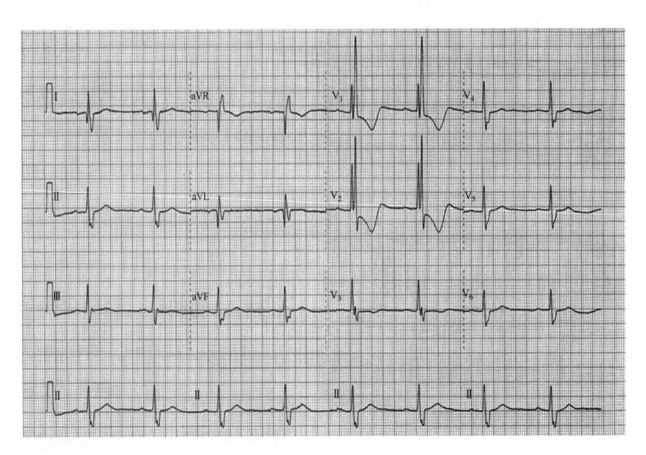

图 4.12 RBBB：QRS 波群时限延长（>0.12 s），V_1 导联 rSR′和 V_6 导联 qRS，V_1～V_3、Ⅱ、Ⅲ、aVF 导联中 T 波倒置

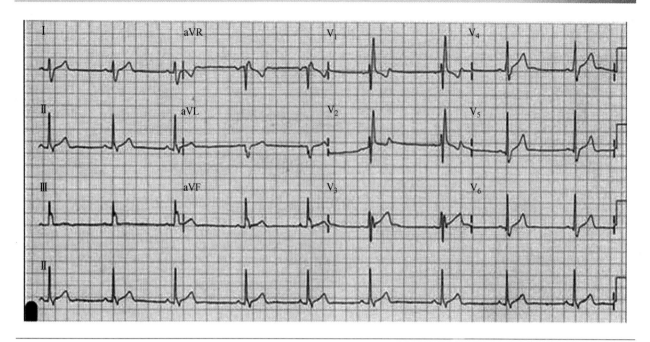

图 4.13　RBBB：QRS 波群时限延长，V₁ 导联 R 波高大且粗钝，V₁～V₃、Ⅱ、Ⅲ、aVF 导联中 T 波倒置

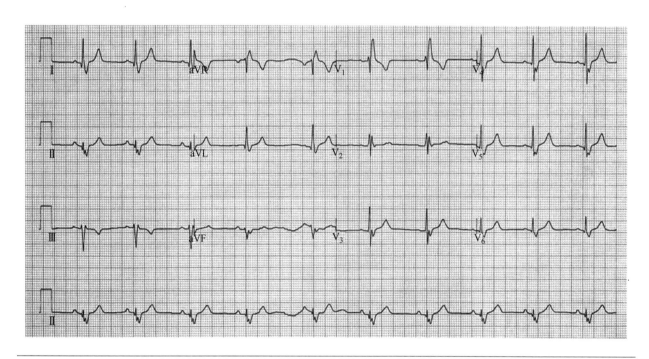

图 4.14　不完全性 RBBB：QRS 波群时限延长（0.10～0.12 s），V₁ 导联 rSR′，V₆ 导联 qRS，V₁～V₃、Ⅱ、Ⅲ、aVF 导联中 T 波倒置

左束支传导阻滞

　　相比于右束支传导阻滞，左束支传导阻滞影响室间隔和心室早期除极过程。在左束支传导阻滞中，室间隔从右向左除极，导致 V₁ 导联的 R 波与 V₆ 导联的 Q 波缺失。在右侧胸导联 QRS 波群特征性增宽（>0.12 s），表现为 QS 波群，在 V₆ 导联表现为 R 波。有时 QS 波在右心前区导联表现顿挫，导致特征性的 W 型波。左心前区导联也可以表现顿挫，导致 M 型波（见图 4.15）。继发性的 T 波倒置发生在高 R 波的导联（如左心前区导

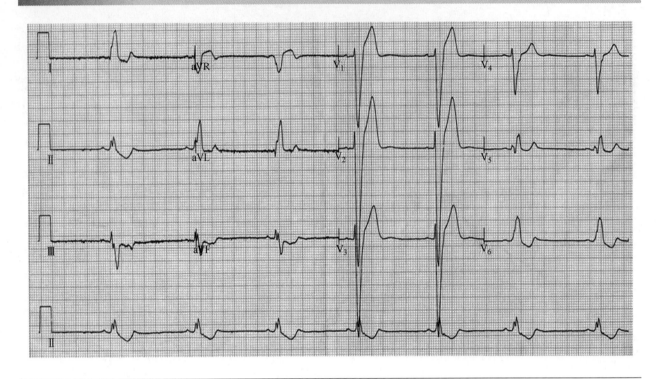

图 4.15　LBBB：QRS 波群时限延长（＞0.12 s），V₁ 导联 QS 波顿挫（W 型），V₆ 导联 R 波顿挫（M 型），V₁～V₃、Ⅱ、Ⅲ、aVF 导联中 T 波倒置

联）。不完全性左束支传导阻滞与完全性左束支传导阻滞有相同的 QRS 特征性改变，但时限是 0.10～0.12 s。

下述是引起左束支传导阻滞的常见原因：

- 传导系统慢性退行性病变：常见于老年人群
- 长期高血压性心脏病
- 瓣膜病变（主动脉瓣狭窄或反流）
- 心肌病
- 冠心病

束支传导阻滞

左束支分为两个分支：前分支和后分支；而右束支只有一个主束。因此，动作电位传导阻滞可以沿着左束支与之后的前分支、后分支或右束支，发生在任何一个位置，也可以发生在这其中的多个位置。完全性左束支传导阻滞是左束支完全被阻断，或者是两个分支完全被阻断。如果只有其中一支不能传导动作电位，则造成了左前分支传导阻滞或左后分支传导阻滞。

与右束支传导阻滞和左束支传导阻滞不同，

在分支传导阻滞中 QRS 波群不增宽，反而以电轴偏移为特征性表现，这在右束支传导阻滞与左束支传导阻滞中不常见。

- 左前分支传导阻滞：单纯左前分支传导阻滞的诊断标准是平均 QRS 电轴＞－45°（电轴左偏），同时 QRS 时限＜0.12 s。仅在排除其他可以使电轴左偏的因素时可诊断为左前分支传导阻滞。由于左前分支与左后分支解剖与血供的差异，左后分支传导阻滞比左前分支传导阻滞发生频率低。

- 左后分支传导阻滞：单纯左后分支传导阻滞的诊断标准是平均 QRS 电轴＞＋120°（电轴右偏），同时 QRS 时限＜0.12 s。仅在排除其他可以使电轴右偏的因素时，左后分支传导阻滞的诊断成立。

心动过速

心动过速通常指心率过快（心率＞100 次/分）的现象。心动过速的分类多样，包括起源于窦房结的心动过速（窦性心动过速）、起源于心房或房室交界区的导致心率加速的心律失常（室上性心律失常，包括房性期前收缩、阵发性房性心动过速、房室交界性心律、室上性心动过速、心房扑动和颤动）、起源于心室的心律失常［室性心律失常，包括孤立性室性异位搏动（室性期前收缩）、二联律、三联律、成对室性期前收缩和室性期前收缩三连发］、起源于心室的导致心率加速的心律失常（室性心动过速，包括尖端扭转型、R-on-T型和心室颤动），以及无明显起源的心率加速（特发性室性心动过速，包括右心室流出道室性心动过速、儿茶酚胺敏感性室性心动过速）。室上性心律失常与室性心律失常的区别如表4.1所示。下文分别对上述疾病进行阐述，并配合心电图阐明相应疾病的表现。

室上性心律失常

这里将着重介绍室上性心律失常的窦性心动过速和房性期前收缩（premature atrial contraction，PAC）。

窦性心动过速

正常的心率为60～100次/分。心率超过100次/分时称为窦性心动过速，常由交感神经张力增加或迷走神经张力减低引起（见图4.16）。窦性心

表 4.1 室上性心律失常与室性心律失常的特点比较

	室上性心律失常（正常传导）	室上性心律失常（异常传导）	室性心律失常
QRS波时限	<0.12 s	≥0.12 s	≥0.12 s
命名	正常	异常：初始向量与正常搏动相同，心电图常显示三相图谱	异常：心电图显示双相或三相图谱
P波	有或无	有或无	无
心律	无代偿性间歇	无代偿性间歇	常伴代偿性间歇

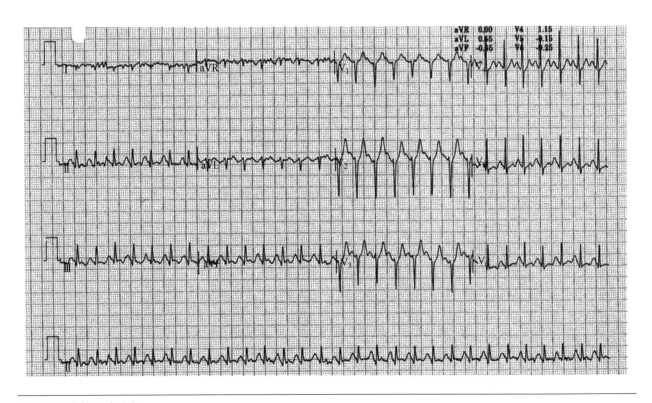

图 4.16 窦性心动过速

动过速仅针对心律全部由窦房结控制或主要由窦房结控制（即每一个 QRS 波之前都有 P 波）。在窦性心动过速时，PR 间期固定，P 波规律出现，后面跟有 QRS 波群（P 波可能与其前的 T 波重叠，难以辨认）。窦性心动过速的常见病因如下：

- 正常变异：焦虑、情绪问题、劳累或剧烈运动
- 药物诱发：多种药物可增加交感神经张力（如肾上腺素、三环类抗抑郁药、异丙肾上腺素、可卡因）。一些药物可降低或阻断迷走神经张力（如阿托品）
- 甲状腺功能亢进症
- 充血性心力衰竭（交感神经兴奋伴肺水肿）
- 肺栓塞（窦性心动过速为肺栓塞患者最常见的心律失常）
- 急性心肌梗死
- 低血压和休克
- 酒精戒断

房性期前收缩

房性期前收缩（房性早搏），有时也称心房异位搏动，指起源于左或右心房某处的异位（非窦房结）搏动（见图 4.17）。可通过以下特征鉴别诊断 PAC。

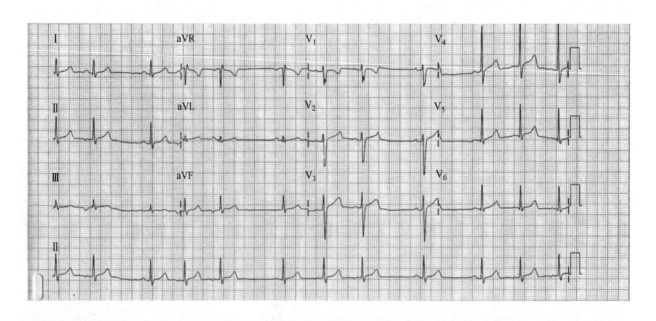

> ## 房性期前收缩（PAC）的特征
>
> - 在预期下一搏动之前提前出现的心跳（与此相反，逸搏心跳发生在规则心跳出现漏搏之后）
> - 出现 PAC 时，P 波的 PR 间期和形状与正常的窦性搏动略有不同（有时 P 波被其前的 T 波覆盖，因此无法观察）
> - 在 PAC 之后与窦性搏动开始之前，通常出现心跳间歇现象
> - 一般情况下，QRS 波群完全正常（偶尔 PAC 可引起室内差异传导，导致 QRS 波群增宽）

如果 PAC 出现在房室交界区不应期的早期（见第 1 章），该 PAC 将被阻断，心电图将不会出现 QRS 波。阻断 PAC 后，将出现间歇现象，产生不规则心律。PAC 可偶尔出现，也可频发。连续 2 次的 PAC 称为成对 PAC，而每次窦性搏动之后发生的 PAC 则称为房性二联律。

图 4.17 房性期前收缩（PAC）。注意提早出现的 P 波，其形状和 PR 间期均略有不同，在下一窦性搏动之前有代偿性间歇

PAC 很常见，可出现在正常人或心脏病患者中；然而，PAC 也可能是阵发性房性心动过速或心房颤动的先兆。PAC 的常见病因如下：

- 正常变异：与情绪应激和摄入过量咖啡因有关
- 心脏病：各种心脏病均可引发 PAC
- 药物：拟交感神经药（如肾上腺素、异丙肾上腺素、茶碱）

房室交界性心律

室上性心动过速、阵发性房性心动过速和心房颤动等室上性心律失常，常起源于房室交界区。这里将着重介绍起源于房室交界区的心律失常。

室上性心动过速

室上性心动过速（supraventricular tachycardia，SVT）定义为起搏点位于心室之上的心房或房室交界区的心动过速。窦性心动过速属于 SVT。其他 SVT 包括阵发性房性心动过速、心房扑动和心房颤动。

阵发性房性心动过速

阵发性房性心动过速（paroxysmal atrial tach-ycardia，PAT），也称为阵发性室上性心动过速，指连续 3 次或 3 次以上的房性期前收缩（见图4.18）。大多数情况下，PAT 与涉及房室交界区的折返机制有关，因此，常被称为房室交界性/结性心动过速。PAT 出现频率或长或短（短则数秒，长则数周）。PAT 的特征如下所示。

> ## 阵发性房性心动过速（PAT）的特征
>
> - 出现 PAT 时，心跳规律，心率通常为 140～250 次/分
> - P 波可见或不可见，且通常形状不一，PR间期多样
> - QRS 波群正常（LBBB 或心率依赖性 LBBB患者可出现 QRS 波群增宽的情况）

与其他室上性心动过速相比，PAT 患者的心率更快，心跳更规律（RR 间期恒定）。鉴别伴有宽 QRS 波（如呈左束支传导阻滞）的 PAT 是非常困难的。

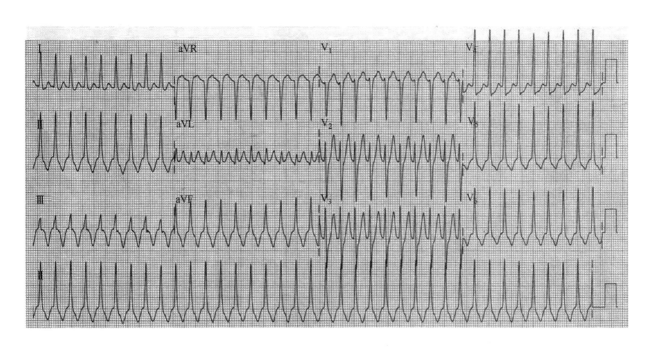

图 4.18　阵发性房性心动过速（PAT）

PAT 的常见病因如下：

- 正常变异：与情绪应激或摄入过量咖啡因或酒精有关
- 心脏病：各种心脏病均可引起 PAT
- 心室预激：Wolff-Parkinson-White（WPW）综合征或 Lown-Ganong-Levine（LGL）综合征

心房扑动与心房颤动

与阵发性房性心动过速相似，心房扑动和心房颤动由其他部位（非窦房结）引起。出现心房扑动和心房颤动时，心房率分别为 250～350 次/分和 400～600 次/分。无论是心房扑动或心房颤动，其心室率根据房室交界区的传导率而定。

心房扑动的心电图特征为锯齿波（见图4.19）。心室率通常为每分钟 75、100 或 150 次，心房率与心室率的传导比率为 4∶1、3∶1 或 2∶1（由于房室交界区传导率的局限性，1∶1 的心房扑动极为罕见）。心房扑动在心脏健康人群中很罕见，而在各种心脏病患者中较为常见。

心房颤动（atrial fibrillation，AF）是最常见的心律失常之一。其特征为粗细不一的不规则心房颤动波（f 波）（见图 4.20）。随机刺激房室交界区可引起不规则的心室去极化，并产生 RR 间期。

正常房室交界区患者的心室率为 110～180 次/分。心房颤动可分为阵发性和慢性心房颤动，阵发性心房颤动持续时间为数分钟、数天或数周，而慢性心房颤动则可能持续数月、数年甚至永久。正常人在情绪应激或摄入过量酒精时，均可引起心房颤动（假日心脏综合征）。心房颤动常见于各种器质性心脏病患者，尤其是可导致心房扩大和纤维化的器质性心脏病，包括慢性缺血性心脏病、高血压和瓣膜性（二尖瓣性）心脏病患者。心房颤动的其他病因包括：甲状腺功能亢进、慢性心包炎、肺栓塞、心肌病和心脏手术。

室性心律失常

下文涉及的心律失常起源于心室。

室性异位搏动

室性异位搏动（ventricular ectopics，VE），又称室性期前收缩（premature ventricular contraction，PVC），指室性过早搏动，可导致 QRS 波群畸形、增宽（＞0.12 s），与同一导联中正常 QRS 波群相比，呈异常外观（见图 4.21）。VE 的频率多样，从单次孤立的异位搏动，到以不同组合形式出现的多次异位搏动。连续 2 次 VE 称为成

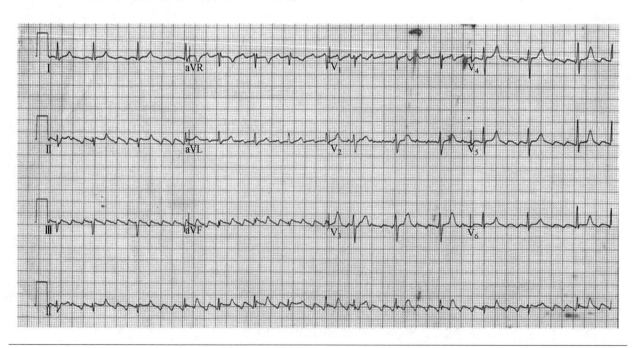

图 4.19　心房扑动

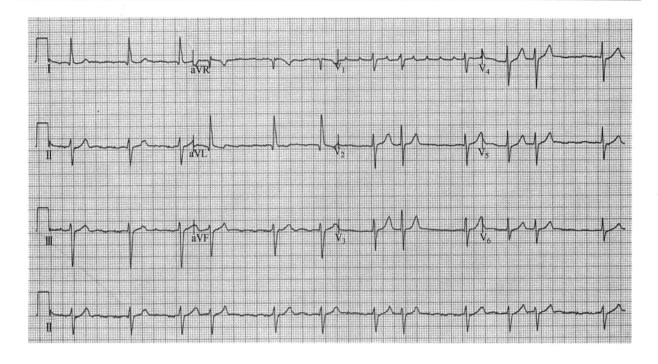

图 4.20　心房颤动显示粗细不一的 f 波

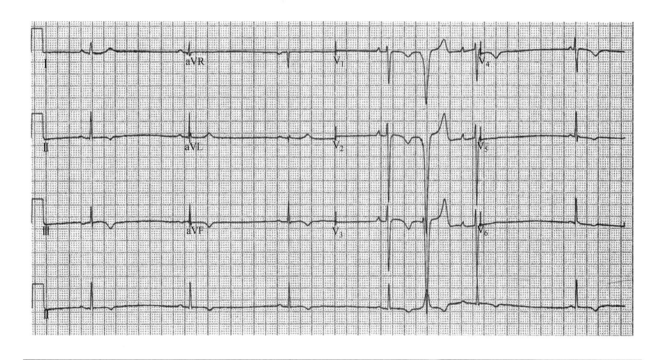

图 4.21　发生在下一次正常搏动之前的单一室性异位搏动（VE），导致 QRS 波群畸形、增宽（＞0.12 s）

对室性期前收缩（成对室性早搏）（见图 4.22），连续 3 次 VE 称为室性期前收缩三连发（室性早搏三连发）（见图 4.23），连续 3 次或 3 次以上的 VE 称为室性心动过速（ventricular tachycardia，VT）。每次正常搏动之后出现一次 VE，称为二联律（见图 4.24），每两次正常搏动之后出现一次 VE，称为三联律（见图 4.25）。

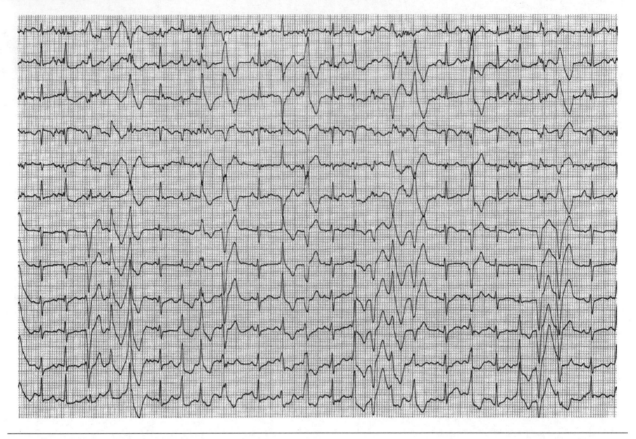

图 4.22 成对室性期前收缩：连续两次 VE

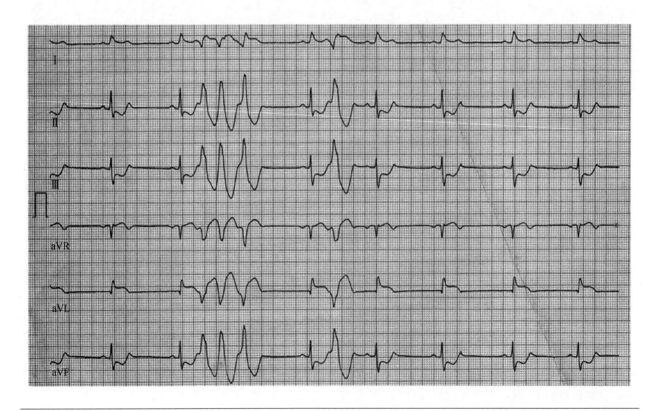

图 4.23 室性期前收缩三连发：连续三次 VE

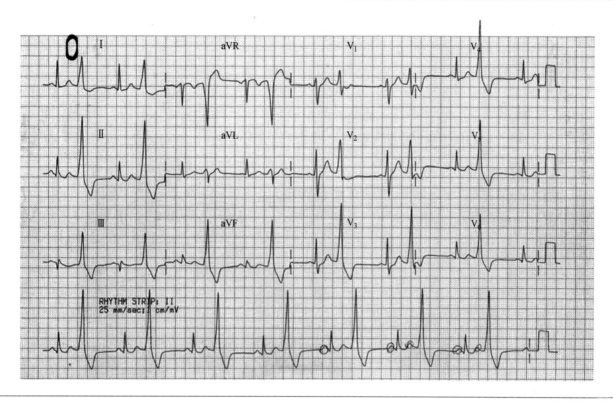

图 4. 24　二联律是在每次正常搏动之后跟随一次 VE

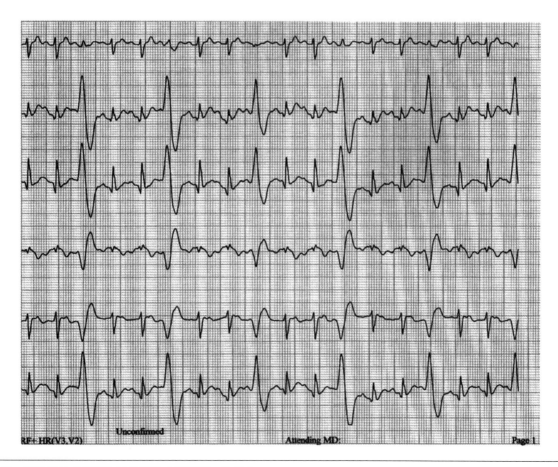

图 4. 25　三联律是在每两次正常搏动之后跟随一次 VE

VE 之后一般会出现代偿性间歇现象。当 VE 发生于其前的 T 波波峰时，称为 R-on-T 现象。出现 R-on-T 图形时需要引起重视，因为它可以诱发室性心动过速或心室颤动的发生。VE 的异常形状在同一导联可为单形或多形（VE 在不同导联中有不同的形状），具体形状根据异位病灶的位置而定（见图 4.26）。

VE 的常见病因如下：

- 正常变异：VE 常见于正常心脏。焦虑和摄入过量咖啡因均可引起 VE
- 药物：肾上腺素、异丙肾上腺素、氨茶碱；洋地黄中毒
- 心脏病：各种心脏病均可引起 VE
- 电解质紊乱：低钾血症、低镁血症
- 肺疾病
- 缺氧

室性心动过速

室性心动过速（VT）指连续出现 3 次或 3 次以上室性异位搏动（见图 4.27）。室性心动过速可单次、孤立性发作，可阵发性复发，或呈持续性发作（>30 s）。心率通常为 100~200 次/分。持续性 VT 可危及患者生命，因其可诱发低血压，且可能恶化为心室颤动。VT 的常见病因与室性异位搏动相同；然而，VT 很少发生于非心脏病患者。VT 发生于正常结构的心脏时，称为特发性室性心动过速；它包括右心室流出道室性心动过速（right ventricular outflow tract VT，RVOT-VT；见第 7 章病例 4）和儿茶酚胺敏感性多形室性心动过速（catecholaminergic polymorphic VT，CPVT）。

一种特殊形式的 VT 称为尖端扭转型室性心动过速，其特征为 QRS 波群形状持续改变，提示多变/环形的异位起源病灶（见图 4.28）。尖端扭转型室性心动过速的常见病因如下：

- 药物中毒：抗心律失常药，包括奎尼丁、丙吡胺、普鲁卡因胺，以及精神治疗药物，包括三环类抗抑郁药和吩噻嗪类
- 电解质紊乱：低钾血症、低镁血症和低钙血症
- 长 QT 间期综合征
- 心肌缺血

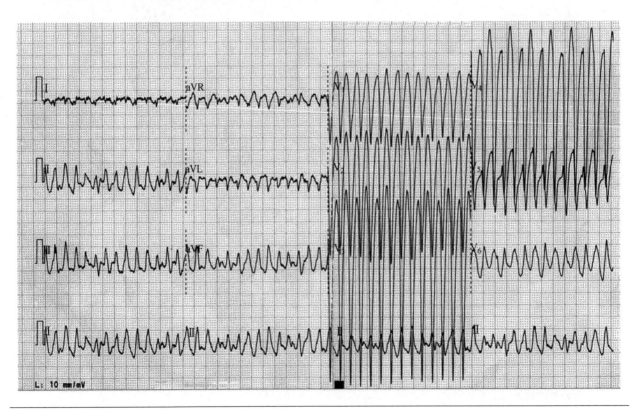

图 4.26　同一导联中的多形 VE 显示 VE 的多灶性起源

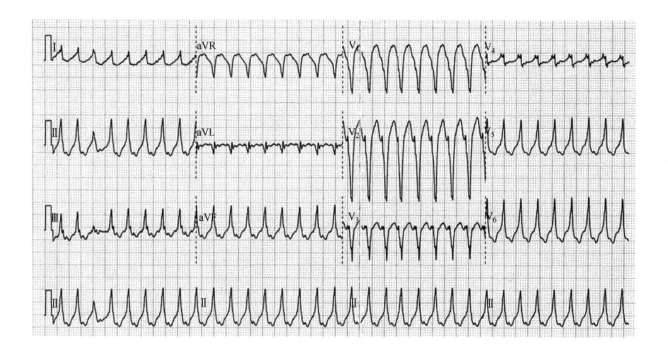

图 4.27　室性心动过速（VT）

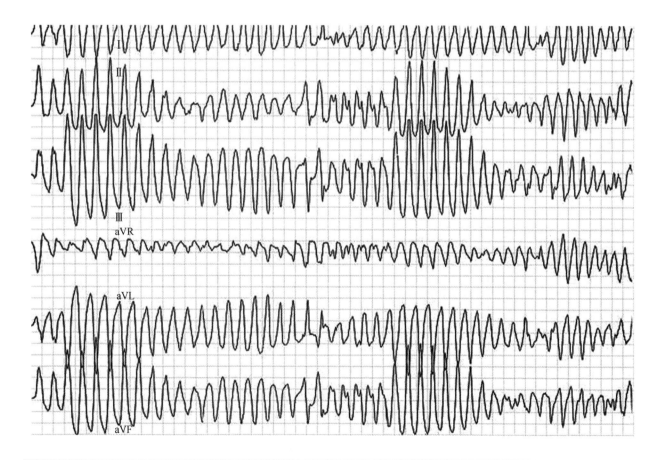

图 4.28　尖端扭转型室性心动过速

心室颤动

心室颤动（ventricular fibrillation，VF）指心室以一种非同步的方式颤动，导致心排血量、血压和意识的完全丧失。心电图表现为特征性细小或粗糙的颤动波（见图4.29）。VF是一种危及生命的心律失常，需要立即心脏复律（除颤）。VF可以发生在任何类型的心脏病患者中，在药物（如肾上腺素、可卡因）中毒时也可发生于正常心脏。

心房和心室扩大

在12导联静息心电图上可观察到左心房扩大（left atrial enlargement，LAE）、右心房扩大（right atrial enlargement，RAE）和双心房扩大，并以P波持续时间和形态的改变为特征。同样，左心室扩大（left ventricular enlargement，LVE）、右心室扩大（right ventricular enlargement，RVE）和双心室扩大亦可在12导联静息心电图上观察到，主要表现为QRS波群、ST段和T波持续时间和形态的改变。心室扩大常伴随心房扩大，心电图有典型的特征。这里将分别探讨上述这些疾病，并提供辅助心电图来解释说明。

心房扩大

心腔扩大或包围心腔的心肌肥厚导致心电图特征性的变化。扩张和肥厚常同时发生，通常由压力或容量超负荷引起。包括肥厚型心肌病（hypertrophic cardiomyopathy，HCM）和扩张型心肌病（dilated cardiomyopathy，DCM）在内的心肌疾病除外。

右心房扩大

右心房扩大（RAE）引起电活动的增加，导致P波电压（振幅）增高和P波电轴向更右的位置偏移，通常是向垂直轴方向偏移。RAE时P波异常高（>0.25 mV）而时限正常（<0.12 s），通常称"肺型P波"（RAE常见于肺部疾病）。在Ⅱ、Ⅲ、aVF和V1导联可观察到高而窄的P波（见图4.30）。

下述是引起RAE的常见原因：

- 急性肺疾病：支气管哮喘和肺栓塞
- 慢性肺疾病：肺气肿和支气管炎
- 先天性心脏病：肺动脉瓣狭窄、房间隔缺损和法洛四联症

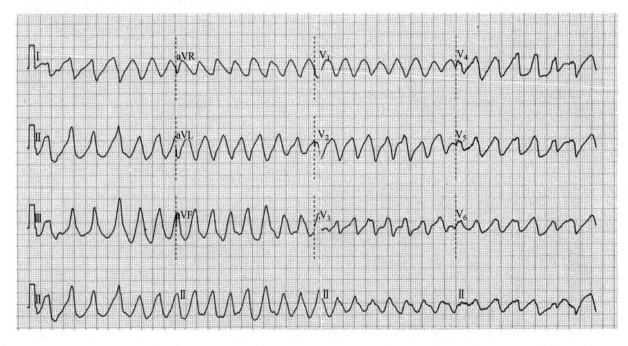

图4.29 心室颤动（VF）

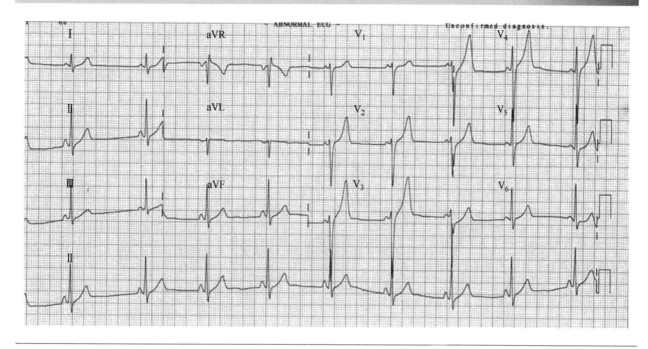

图 4.30 右心房扩大（RAE）。在 II、III、aVF 和 V_1 导联 P 波高（＞0.25 mV）而窄（＜0.12 s）

左心房扩大

左心房扩大（LAE）增加了动作电位向心房扩散的时间，从而导致 P 波异常宽（＞0.12 s），其振幅正常或增高。延迟的去极化可导致 P 波呈双峰或有切迹，通常称为"二尖瓣型 P 波"（该术语严格说来仅指二尖瓣狭窄引起的双峰 P 波）。有时在 V_1 导联可见双相 P 波，初始正向偏移，终末部宽（＞0.04 s）而深（＞0.1 mV）（见图 4.31）。

下述是引起 LAE 的常见原因：

- 各种原因引起的充血性心力衰竭，包括缺血性心脏病和心肌病

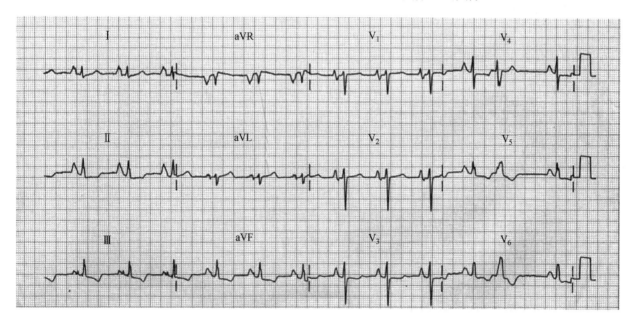

图 4.31 左心房扩大（LAE）特征为 II 导联 P 波增宽（＞0.12 s），呈双峰型，V_1 导联呈双相 P 波。同时合并右心房扩大（RAE）时表现为 II 导联和（或）V_1 导联 P 波高尖（＞0.25 mV）

- 心脏瓣膜病：主动脉瓣狭窄、主动脉瓣关闭不全和二尖瓣狭窄
- 高血压性心脏病

心室肥厚

下文将阐述左、右心室肥厚及其发生的原因。

右心室肥厚

右心室肥厚（right ventricular hypertrophy，RVH）时心室除极综合向量由正常的左心室优势转为右心室优势，导致电轴右偏和心电图 QRS 特征性的改变，包括 V_1 导联 R 波增高（R 波＞S 波）和右、中心前导联（V_1～V_3；见图 4.32）表现为 T 波倒置的右心室劳损图形。

下述是引起 RVH 的常见原因：

- 先天性心脏病：肺动脉瓣狭窄、房间隔缺损、法洛四联症
- 慢性肺疾病
- 二尖瓣狭窄

左心室肥厚

左心室肥厚（left ventricular hypertrophy，LVH）时左心室的正常电向量优势进一步增大，导致平均 QRS 电轴向左偏移，常引起电轴左偏。计算 LVH 的一些方法见第 69 页。

LVH 时，除 QRS 波群的大小改变之外，在 R 波增高的导联通常可见左心室劳损导致的 ST 段压低和 T 波倒置。合并左心房扩大时通常可观察到 QRS 波群时限延长（见图 4.33）。然而，需要注意的是，在正常的情况下，尤其是在年轻、瘦小的人和运动员中，常可见高大的 QRS 波。

下述是引起 LVH 的常见原因：

- 心脏瓣膜病：主动脉瓣狭窄、主动脉瓣关闭不全和二尖瓣关闭不全
- 高血压
- 心肌病

冠状动脉循环疾病的异常心电图：缺血和心肌梗死

心血管疾病引起冠状动脉血流障碍，可能导致心肌缺血，进一步发展为心肌梗死。心肌缺血是由于氧需求大于氧供应的可逆状态。相反，心肌梗死（myocardial infarction，MI）导致心肌细胞坏死。心肌缺血和梗死可发生在心室肌的不同区域，可为局部的心内膜或贯穿整个心室肌（透壁性，见图 4.34）。下文将探讨透壁性心肌梗死及其相关的心电图变化，以及从 12 导联心电图如何确定梗死部位。然后探讨心内膜下缺血和梗死。

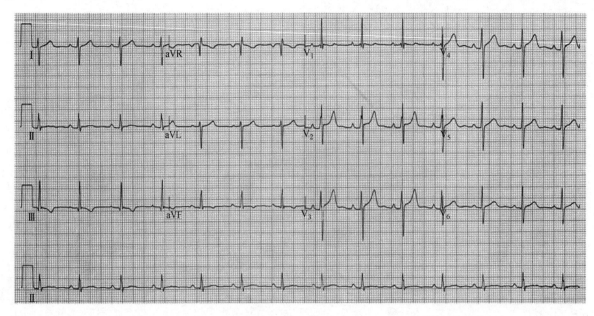

图 4.32 右心室肥厚（RVH）。注意 V_1 导联 R 波增高，V_1～V_3 导联呈 T 波倒置的右心室劳损图形

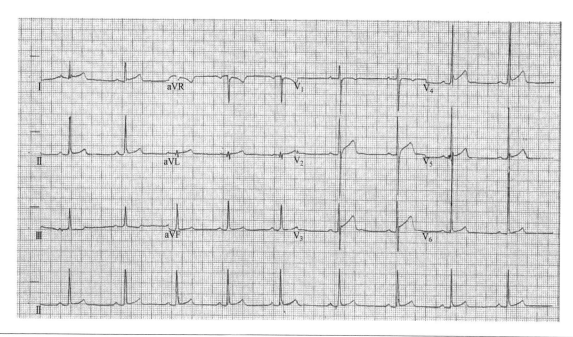

图 4.33 左心室肥厚（LVH）

左心室肥厚（LVH）的计算

- 当任一导联出现 R 波>35 mm（3.5 mV）时，存在 LVH。当任何导联（实际上 $V_4 \sim V_6$）的 R 波>25 mm（>2.5 mV）（和/或 $V_1 \sim V_3$ 的 S 波>25 mm）（Framingham 标准）时，被认为 LVH 的电压标准。

- Sokolow 标准采用 V_1 导联的 S 波和 V_5 或 V_6 导联的 R 波振幅之和计算（计算中采用波振幅最大的导联）。当 $S_{V_1} + R_{V_5}$ 或 R_{V_6} >35 mm（3.5 mV）

或 R_{aVL} >11 mm（1.1 mV）时存在 LVH。

- Romhilt-Estes 点积分系统：4 分可能是 LVH，≥5 分可确诊为 LVH（表 4.2）。

- Cornell 电压标准：这些较新的标准基于超声心动图的相关研究，旨在检测左心室质量指数，男性>132 g/m^2 和女性>109 g/m^2。

- 男性：$S_{V_3} + R_{aVL}$ >2.8 mV（28 mm）。

- 女性：$S_{V_3} + R_{aVL}$ >2.0 mV（20 mm）。

表 4.2 LVH 的 Romhilt-Estes 判定标准（源于静息 12 导联 ECG）

标准	点积分
任一肢体导联 R 波或 S 波≥2.0 mV（20 mm） 或 S_{V_1} 或 S_{V_2} ≥3.0 mV（30 mm） 或 R_{V_5} 或 R_{V_6} ≥3.0 mV（30 mm）	3
LVH 的典型 ST 和 T 波改变 　服用洋地黄 　未服用洋地黄	1 3
左心房异常 　V_1 导联 P 波终末电势振幅≥1 mm，时限≥0.04 s	3
电轴左偏≥−30°	2
QRS 时限≥90 ms	1
V_5 或 V_6 导联室壁激动时间≥0.05 s（QRS 波群起点与 R 波波峰之间的间期）	1

注：4 分可能是 LVH，≥5 分可确诊为 LVH

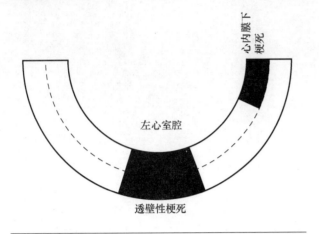

图 4.34 心室壁横断面显示透壁性（全厚度）和心内膜（内半部）区域

透壁性心肌梗死

心肌缺血引起整个心室壁厚度的节段性坏死，导致不同阶段除极（QRS）和复极（ST-T）的改变，反映了病情的进展。

透壁性 MI 的 ST-T 改变

ST-T 改变的两个关键阶段是急性期（数分钟至数小时）和进展期（数小时至数天），导致 ECG 的特征性改变。

某些导联的心电图变化提示了透壁性 MI 的部位。例如，急性前壁 MI 导致胸前导联 ST 段抬高和超急性期的 T 波（$V_1 \sim V_6$、I 和 aVL；见图 4.36）。值得注意的是，前壁和下壁导联通常表现

透壁性 MI 的特征性 ST-T 改变

- 急性期：ST 段抬高，T 波高耸、正向（超急性期）。ST 段抬高的形态是可变的（见图 4.35）。ST 段抬高是急性透壁性心肌梗死的特征，因此亦称 ST 段抬高型心

肌梗死（ST-elevation myocardial infarction，STEMI）。
- 进展期：在先前 ST 段抬高的导联呈现 T 波倒置加深。

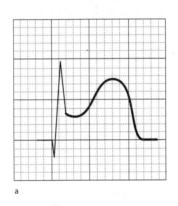

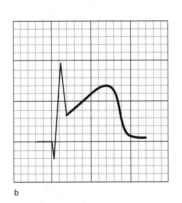

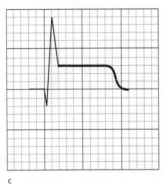

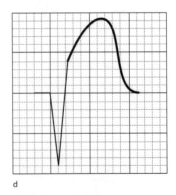

图 4.35 急性心肌梗死 ST 段抬高的各种形态

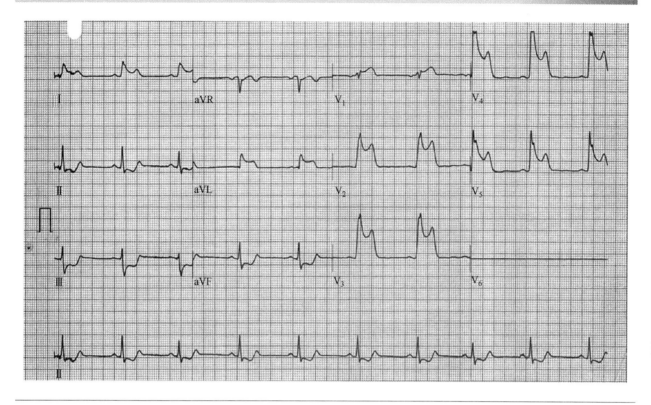

图 4.36 急性前壁 MI 表现为胸前导联（$V_1 \sim V_6$、I 和 aVL）ST 段抬高和超急性期 T 波，同时下壁导联（II、III 和 aVF）ST 段下移

为相反的、相互关联的图形；例如，急性前壁 MI 时胸前导联（$V_1 \sim V_6$、I 和 aVL）可见 ST 段抬高和超急性期的 T 波，同时下壁导联 ST 段下移（II、III 和 aVF；见图 4.37）。

通常 ST 段抬高和超急性期 T 波仅存在于急性期（数分钟至数小时）。持续数天至数周的 ST 段抬高可能是室壁瘤的表现。

透壁性 MI 的 QRS 改变

透壁性 MI 的特征性 ECG 改变之一是新的 Q 波出现，提示由于心肌坏死导致电压的损失。伴随 ST-T 的改变，某些导联 Q 波的出现可被用于 MI 的定位（见表 4.3）。Q 波的识别可能存在疑问。小而窄（<0.04 s）的 Q 波通常在左心前导联（$V_4 \sim V_6$）与 I、II、III、aVL 和 aVF 导联中的一个或多个导联出现。异常 Q 波时限通常>0.04 s。Q 波并非总是急性 MI 的象征。非梗死型 Q 波出现在多种病理状态下，包括 LVH、LBBB、慢性肺疾病和 DCM。随着时间的推移（数月至数年），Q 波可能存留，但会变得越来越小，而很少会

消失。

心内膜下缺血

心内膜距离冠状动脉血供最远，与心室的高压力最接近。因此，心内膜下易受缺血的影响。心内膜下缺血的特征是 ST 段下移（aVR 导联 ST 段抬高），本质上是短暂的（可逆的），可能与引起心肌氧需求增加的应激因素有关（如运动、应激和寒冷暴露）。心内膜下缺血通常伴有胸部、颈或手臂疼痛和呼吸急促症状，称为心绞痛。（对于心内膜下缺血和运动试验的描述见第五章）。与 ST 段抬高不同，ST 段下移并不表示受累心肌区域的位置，而 ST 段抬高表示透壁性 MI。

一些患者患有变异型心绞痛。与心内膜下缺血的患者不同，这些患者在心绞痛发作期间表现出短暂的 ST 段抬高，发生在静息和夜间（与心内膜下缺血应激诱发的心绞痛不同）。变异型心绞痛与冠状动脉痉挛（伴或不伴冠状动脉疾病）有关（见图 4.38）。

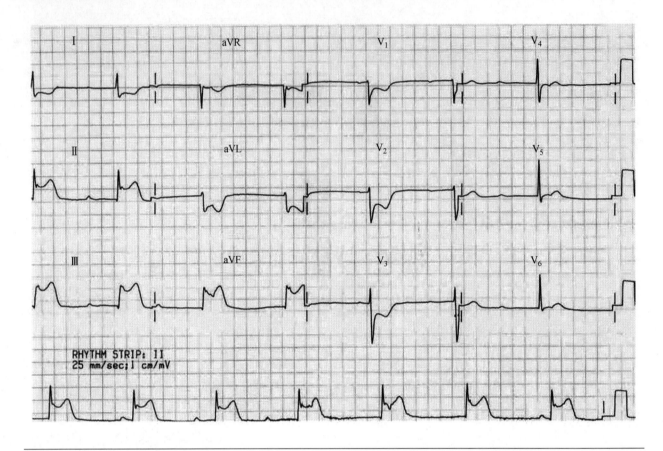

图 4.37　急性下壁 MI 表现为下壁导联（Ⅱ、Ⅲ 和 aVF）ST 段抬高和超急性期 T 波，同时前壁导联（V₁～V₆、Ⅰ 和 aVL）ST 段下移

表 4.3　急性透壁性 MI 的识别和定位（根据静息 12 导联 ECG 上 ST 段、T 波、Q 波和其他 ECG 改变）

	梗死部位	ST 段抬高和超急性期 T 波	ST 段下移	有意义的 Q 波	其他 ECG 发现
左心室 MI	前间壁			$V_1 \sim V_2$	V_1 和 V_2 导联 R 波消失，呈 QS 型
	前壁	$V_2 \sim V_4$		$V_2 \sim V_4$	R 波的正常演变消失
	前侧壁	$V_5 \sim V_6$		$V_5 \sim V_6$	
	广泛前壁	$V_1 \sim V_6$、Ⅰ、aVL	Ⅱ、Ⅲ、aVF	$V_1 \sim V_6$	R 波的正常演变消失
	高侧壁			$V_5 \sim V_6$、Ⅰ、aVL	
	下壁	Ⅱ、Ⅲ、aVF	$V_1 \sim V_6$、Ⅰ、aVL	Ⅱ、Ⅲ、aVF	
	后壁	$V_1 \sim V_2$ 导联 ST 段下移			V_1 导联 R＞S（后壁 MI 可能合并下壁或侧壁 MI）
右心室 MI	右心室	$V_1 \sim V_2$			

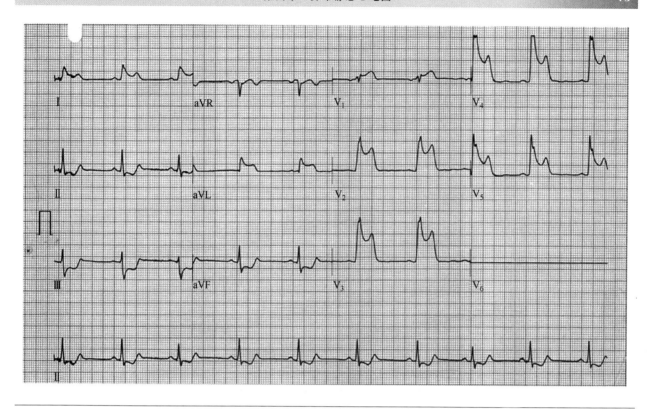

图 4.38　一位变异型心绞痛患者的 ECG。注意 ST 段抬高与透壁性 MI 相似。然而，这些变化是短暂和可逆的

心内膜下心肌梗死

在心内膜下心肌梗死时，一般不会观察到 Q 波，ST 段下移是持续性的（见图 4.39）。因此，非 ST 段抬高型心肌梗死（non-ST elevation MI，NSTEMI）用于描述心内膜下心肌梗死。以前，心内膜下心肌梗死被称为非 Q 波型心肌梗死，但是因为 ST 段抬高型 MI（STEMI）快速的血运重建导致 Q 波终止，诊断改变，该情况被重命名。的确，ST 段抬高与否（如 STEMI 对比 NSTEMI），而非 Q 波的存在与否（较后出现），对急性冠状动脉综合征的早期治疗有指导意义。在 NSTEMI 偶可观察到 T 波倒置，而无 ST 段下移（见图 4.40）。图 4.41 总结了各种心肌缺血和梗死的常见 ECG 变化。

少见的异常 ECG

许多不常见的心电图异常与特定的疾病相关，而这些疾病不属于先前所概述的范畴。下文将详细介绍一些不常见的 ECG，包括电信号异常（旁路疾病和离子通道病）、心脏急性感染（心肌炎和心包炎）、心肌病（肥厚型心肌病）、电解质紊乱、急性药物反应和心脏停搏。

旁路疾病

旁路疾病包括 Wolff-Parkinson-White（WPW）综合征和 Lown-Ganong-Levine（LGL）综合征。WPW 是一种常见的与心室预激有关的综合征，是由于心房的动作电位绕过房室交界和相关的动作电位减缓，通过旁路快速传导所致。WPW 的特点是 PR 间期缩短（<0.12 s），宽 QRS 波群（>0.12 s；动作电位同时通过旁路和房室交界导致融合搏动）。此外，QRS 波上升支粗钝，称为 delta（δ）波（见图 4.42）。乍一看，WPW 类似于束支传导阻滞。WPW 患者易发生房性心律失常，特别是 PAT 和 AF（见前述讨论部分）。当动作电位通过房室交界后沿着旁路返回心房，又再次折回房室交界，循环往复，产生快速的心房率时，就会发生 PAT。

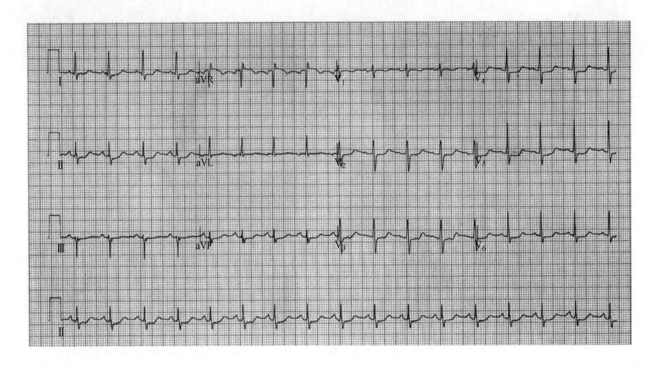

图 4.39 心内膜下非 ST 段抬高型心肌梗死（NSTEMI）表现为持续性 ST 段压低

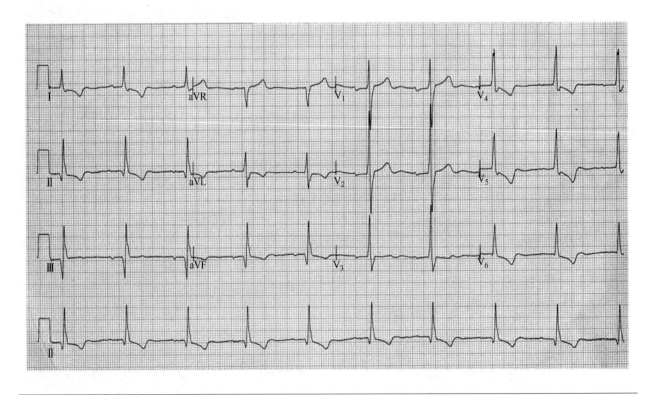

图 4.40 心内膜下非 ST 段抬高型心肌梗死（NSTEMI）表现为 T 波倒置，无 ST 段压低

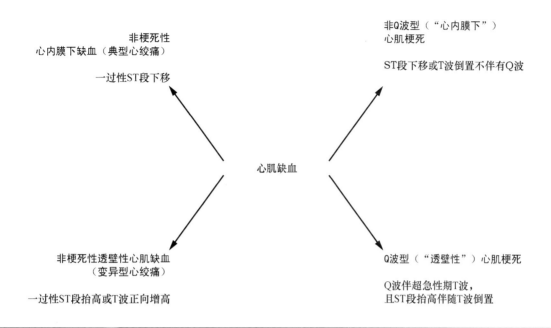

图 4.41 不同类型心肌缺血和梗死的常见心电图改变

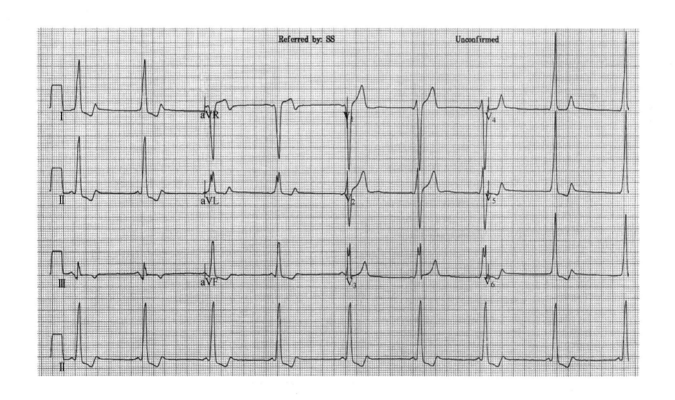

图 4.42 WPW 显示特征性的短 PR 间期和伴 δ 波的宽大 QRS 波

离子通道病

离子通道病包括长 QT 间期综合征、Brugada 综合征、进行性心脏传导缺陷（Lev-Lenegre 综合征）、特发性心室颤动（无 Brugada 心电图改变）和儿茶酚胺敏感性多形性室性心动过速（CPVT）。

这是一组少见的钠、钾和钙通道异常的疾病，这些通道负责调控心肌细胞电流的流入和流出（见第一章）。离子通道病是遗传疾病，会导致心律失常和猝死。每个离子通道病有细微的特征性心电图改变（见图 4.43 和图 4.44）。

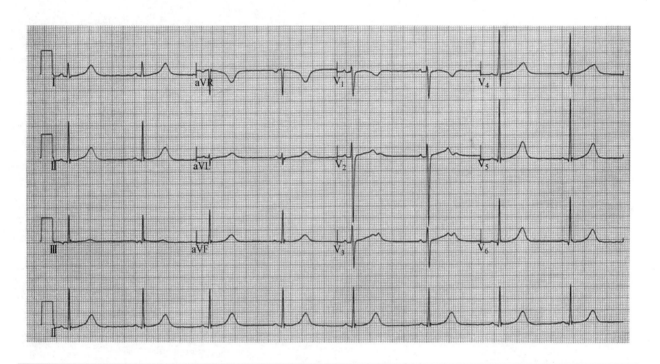

图 4.43 长 QT 间期综合征

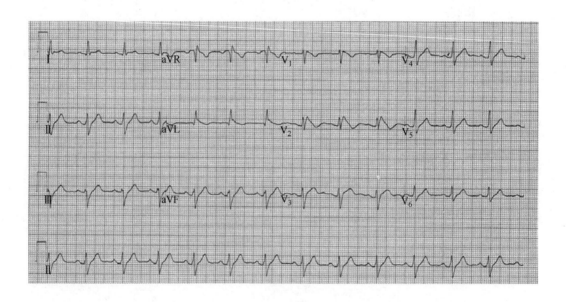

图 4.44 Brugada 综合征

心肌炎

　　心肌炎是病毒或细菌感染后导致的心肌炎症。心肌炎经常会伴随心包炎,患者会同时表现出心肌炎和心包炎的症状和体征。鞍形的 ST 段抬高和广泛的 T 波倒置是共同的心电图改变（见图 4.45）。

急性心包炎

　　心包的炎症通常是由病毒（如柯萨奇病毒 B 组）或细菌（如大肠埃希菌）感染、转移性肿瘤、胶原血管病、心肌梗死或尿毒症导致。心包炎的心电图类似于急性心肌梗死,但 ST 段抬高是广泛的,见于所有导联（而在急性心肌梗死,ST 段抬高集中在前壁或下壁导联）,并且没有 Q 波（见图 4.46）。另外,急性心包炎使心房复极异常,导致所有导联的 PR 段下移（aVR 导联显示 PR 段抬高）。

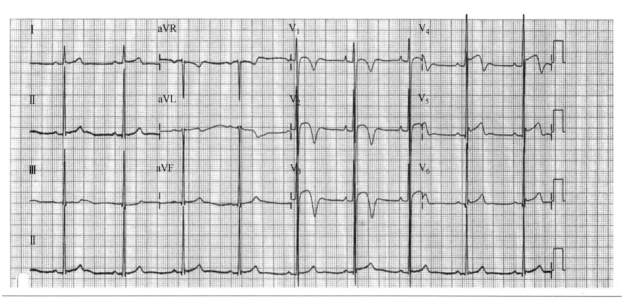

图 4.45　心肌炎

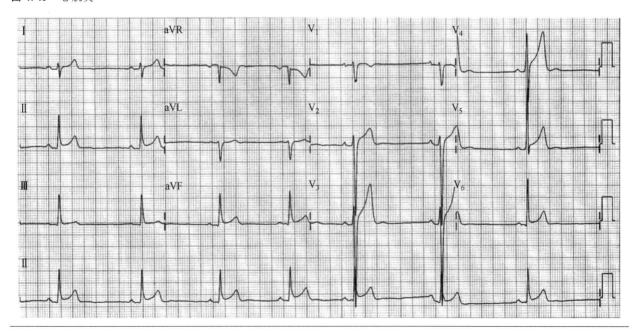

图 4.46　急性心包炎

肥厚型心肌病

　　肥厚型心肌病（HCM）是一种遗传性心肌病，与编码肌节收缩蛋白（负责心脏收缩的蛋白）的基因异常有关。98%的肥厚型心肌病患者有心电图异常，表现为左心室肥厚并劳损（左心前区 $V_4\sim V_6$ 导联 T 波倒置），合并有病理性 Q 波（见图 4.47）。

电解质紊乱

　　血清钾和钙浓度异常可以引起特定的心电图改变。高钾血症可影响细胞的去极和复极，与其血清浓度有关。共同的心电图改变包括血清钾微量升高所致的高尖（帐篷型）T 波（见图 4.48），及 QRS 波延长导致正弦波形，甚至心脏停搏。相反，低钾血症导致 ST 段压低，伴随显著的 U 波和延长的 QT 间期（见图 4.49）。

急性药物反应

　　很多药物能引起微小的、非特异的静息心电图改变（共同的原因前文已讨论）。有心力衰竭和特定心律失常的患者会用到洋地黄类药物。洋地黄类药物缩短了复极时间，导致许多效应，包括 QT 间期缩短和 ST-T 勺样变化。洋地黄效应不同于洋地黄中毒，后者可引起复杂的心律失常（见前述讨论）。相反，其他抗心律失常药物（如奎尼丁、普鲁卡因胺和丙吡胺）会引起 QT 间期延长（见图 4.50）。

心脏停搏

　　心脏停搏定义为心肌失去了有效的收缩，导致心脏搏出停止和脉搏消失。心脏搏出停止导致血压降至零，引起意识的快速丧失。心脏停止泵血后不久，呼吸自发停止（心肺骤停）。心脏停搏的临床诊断可早于心电图诊断，表现为脉搏触不到、心音听不到、没有血压、发绀和四肢冰冷，瞳孔散大固定（脑缺氧）。癫痫发作是经常发生的。一般来说，心肺骤停的临床诊断和治疗的开始关键在于呼吸的停止。医务人员在触诊脉搏和听诊心音方面有不同的技能。另外，试图记录血压是不必要的浪费时间，发绀和四肢冰冷是不可靠的晚期体征。因此，现在的指南，不管是院外的心肺复苏（cardiopulmonary resuscitation，CRP）

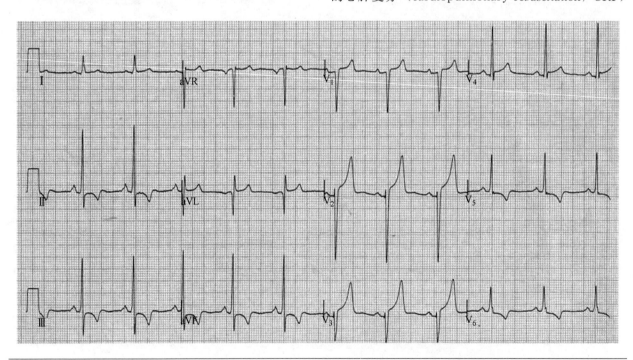

图 4.47　肥厚型心肌病（HCM）

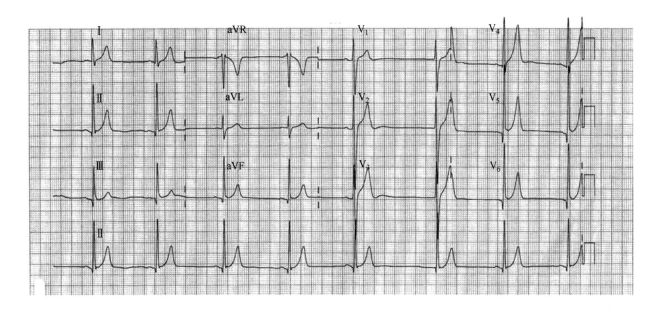

图 4.48 高钾血症（高尖 T 波）

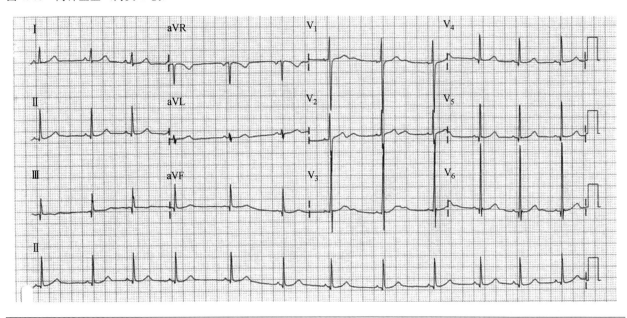

图 4.49 低钾血症（U 波）

还是院内的高级生命支持，诊断心肺骤停的基础是呼吸停止。

心脏停搏会导致如下的心电图改变：

• 室性心动过速：心室颤动、持续性室性心动过速、尖端扭转型室性心动过速或心室扑动。

• 心室停顿（停搏）：特征性表现为一条平坦的线（常有波动，即基线不稳），偶有交界性或室性逸搏。术语 P 波停搏和心室停顿常用来描述在缺乏 QRS-T 波群的情况下存在 P 波。

• 无脉电活动（pulseless electrical activity，PEA；有时也称电机械分离）：特征性表现为在没有脉搏或血压的情况下，规律性反复出现 QRS 波群（偶尔可见 P 波）。PEA 的常见原因包括弥漫性心肌损伤、心脏压塞、张力性气胸和巨大肺栓塞。

在复苏过程中会出现以上改变中的某一种或全部。另外，心脏按压可产生大的正弦波群，不要和真正的电活动相混淆。

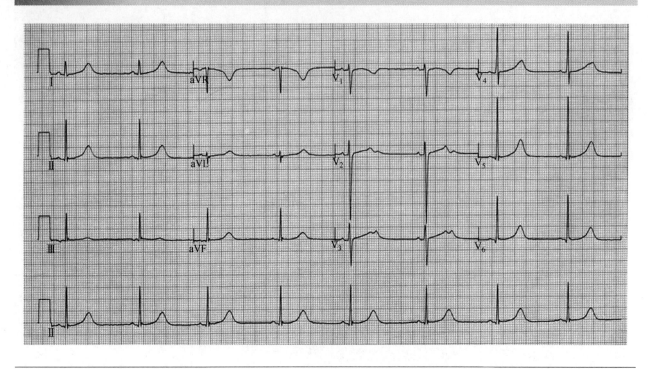

图 4.50   奎尼丁引起的 QT 间期延长

关键点

本章主要介绍了异常心电图。但是，本章不可能把异常心电图的所有内容都罗列出，希望读者在学习过程中善于总结。下面是本章的一些关键内容。

- 阅读心电图应该明确以下内容以便解读：定标信号（标准记号）、心率、电轴、心房节律、心室节律、房室传导、异常搏动。
- 心动过缓（<60 次/分）通常是与心率减慢相关的异常节律，包括窦性心动过缓、窦性心律失常、房室交界性心律、传导阻滞［一度、二度（莫氏Ⅰ型和Ⅱ型）和三度］、左束支和右束支传导阻滞。
- 心动过速（>100 次/分）通常是与心率加快有关的异常节律，包括窦性心动过速、室上性心律失常［房性期前收缩（PAC）、阵发性房性心动过速（PAT）、房室交界性心律、室上性心动过速（SVT）和心房颤动（AF）］、室性心律失常［室性期前收缩（PVC）、二联律、三联律、成对室性期前收缩和室性期前收缩三连发］、室性心动过速（VT、尖端扭转型、R on T 型、心室颤动）、无明显起源的心率加速［右心室流出道室性心动过速（RVOT-VT）、儿茶酚胺敏感性多形性室性心动过速（CPVT）］。
- 心房扩大的特征是 P 波的持续时间和形态改变，心室扩大的特征是 QRS 波群、ST 段和 T 波的持续时间和形态改变。
- 心肌缺血导致 ST 段的一过性下移。心肌梗死导致 QRS 和 ST-T 段不同时期的改变反映了疾病的进展。
- 许多少见的疾病会导致异常的静息心电图。理解心脏的结构和功能、心脏的电特性和收缩特性及正常心电图，能够帮助判断许多疾病异常心电图的病因。

5

运动试验心电图

临床工作中，经常用运动来模拟心血管系统的有效生理应激。劳累相关症状是运动试验的主要指征。了解心肺系统对运动的应答情况可以帮助临床医生识别潜在的心血管疾病，并且评估其发生机制。随着运动强度（负荷）的增加，正常情况下可观察到以下应答（第一章详细描述了心血管系统对运动试验的应答情况）：

- 心率（HR）增加
- 由于收缩压（SBP）增高以及相对稳定的舒张压（DBP），患者的平均动脉血压增高
- 每搏量（SV）增加
- 心排血量（Q）增加（Q＝HR×SV）
- 心肌需氧量增加（心肌需氧量＝HR×SBP）

心肌需氧量增加，合并自主神经系统平衡失调和激素环境的波动，在运动中及运动后即刻对患者均是重要的应激因素。因此，运动试验可识别出有潜在心肌供血不足或者异常病理状态的人群，如有运动和（或）劳累相关性心律失常的患者。运动试验也可用于评估心血管疾病患者的心脏储备功能以及药物治疗的有效性。运动试验在以下方面有重要价值：

- 功能性测定：亚极量和极量运动试验有助于心肺功能的评定。
- 诊断性测定：亚极量和极量运动试验有助于对出现冠状动脉疾病相关症状的患者做出诊断（如心绞痛、呼吸困难、心电图异常、运动-劳累相关性虚脱或晕厥、心脏事件的疑似病史）。

- 疾病严重程度及预测：亚极量运动试验可以预测疾病的严重程度及预后。
- 出院前与出院后测定：亚极量和极量（慎重选择）运动试验有助于评估心肌梗死患者出院前的功能状态以及对药物和治疗的有效性。此外，亚极量和极量运动试验对接受经皮冠状动脉成形术或冠状动脉旁路移植术的心肌梗死患者出院后评估有一定价值。常被用来评估运动耐量、开具运动处方、评价药物有效性、明确是否需进一步干预等。

以下情况需对患者进行初步评估：

- 提示有心肌缺血的症状（如胸部紧缩感、呼吸困难）
- 劳累性晕厥
- 劳累或运动相关性心悸或心律失常
- 心肌病（扩张型或肥厚型）
- 血流受限的心脏瓣膜病变，考虑手术或移植
- 运动受限的鉴别诊断
- 怀疑或已知的肺动脉高压

心肺运动负荷试验（cardiopulmonary exercise stress testing，CPXT 或 CPEX）可同时对心血管反应（心电图和血压）及肺部反应（通气和换气）进行评估。对于那些同时合并心脏及肺限制性疾病（评分在 5、6 分之上）的患者来说，这项测试是非常有价值的。尽管费用以及专业技术要求限制了其广泛应用于临床，但对所有患者仍是非常有价值的一项检查，在病情需要时应进行该项检

查。对于心肺运动试验的详细讨论已超越了本文的范畴，读者可参阅其他相关论述*。本章重点阐述阻塞性冠状动脉疾病导致的运动诱发性心肌缺血以及劳累和运动相关性心律失常。

运动过程中以及运动后的正常心电图表现

运动时的生理应激在心电图上表现为可预测的瀑布效应。分析运动中和运动后的心电图应包含以下几项：

- 心率以及心率与运动强度的相关性
- 心脏节律
- 时限与形态，包括 QRS 波群、ST 段改变和 QT 间期

心率与运动强度之间的关系

心率与运动强度之间存在一致的、可重复的线性关系〔随着运动强度的增加，心率也逐渐增加，直至达到最大心率（HR_{max}）〕。通过测量心率与运动强度的关系，医生可观测到心脏的变时性应答。在运动中或运动后心率突然增加提示快速性心律失常的发生。反之，在运动后即刻出现心率的陡然下降，同时伴血压显著下降，则可能出现与血管迷走反应相关的晕厥前状态或晕厥。运动过程中心率提升不佳或异常减慢（称为变时性功能不全）多提示电传导通路疾病。运动恢复过程中异常心率反应，是全因死亡的一个强预测指标。一些药物可引起变时功能不全，如 β 受体阻滞剂或非二氢吡啶类钙通道阻滞剂。

运动时心率增加可导致心脏收缩期和舒张期缩短，但对于心脏功能正常的人群仍能保持窦性心律。识别异常心律对于明确运动时的快速性心律失常和缓慢性心律失常很重要。

运动时正常心脏可发生许多心电图改变（见"正常心脏的运动心电图改变"），而在 ECG 的变化中识别正常改变对于诊断潜在的心血管疾病很重要。

心脏节律的识别

运动诱发的心律失常可以通过回答与评估静息心电图时的类似问题来确定：

- 房性心律是什么？在正常的心电图中 P 波出现早于 QRS 波群，因此很容易被识别。但运动中心率增快时，P 波可能重叠在上一个心动周期的 T 波上，此时识别 P 波就有一定难度。

- 室性心律是什么？心率增快时，正常心电图会出现 PR 间期和 QRS 波群时限缩短。应当找出 QRS 波群。

- 房室传导正常吗？QRS 波群前的 PR 间期应当恒定。

- 是否存在异常复合波？运动过程中一些心电图参数的形态会按照预定模式发生改变（见后文讨论）；然而，单个导联的 P 波、QRS 波群、T 波在任何时候都有相同的命名。

- 是否存在危险心律？在运动负荷试验过程中，如果出现下述危险性心律失常必须立即停止运动：心室颤动、持续性室性心动过速、无病理性 Q 波导联（V_1 和 aVR 导联除外）出现 ST 段抬高（≥1 mm）。除此之外，如果心电图出现以下改变时，需要考虑停止运动负荷试验：ST 段过度压低（水平或下斜形压低＞2 mm）、显著电轴偏移，及除外 VT 的心律失常，包括多源性 PVC、三联律、SVT、心脏传导阻滞、缓慢性心律失常、束支传导阻滞（见表 5.1 有关终止运动负荷试验的指征）。

---

* 延伸阅读请参阅：

1. Bibbons, R. J., Balady, G. J., Bricker, J. T., Chaitman, B. R., Fletcher, G. F., Froelicher, V. F., Mark, D. B., McCallister, B. D., Mooss, A. N., O'Reilly, M. G. and Winters, W. L. Jnr. ACC/AHA 2002 Guideline Update for Exercise Testing: A report of the ACC/AHA Task Force on Practice Guidelines (Committee on Exercise Testing). 2002. American College of Cardiology Web site. Available at: www. acc. org/

2. ACSM's Guidelines for Exercise Testing and Prescription 5th Ed. Williams & Wilkins, Media, PA, USA.

表 5.1 需要终止运动负荷试验的指征

终止试验的绝对指征
运动负荷增加，收缩压却自基线下降＞10 mmHg，及其他缺血的证据
中到重度的心绞痛
出现神经系统症状（如共济失调、眩晕、晕厥前期）
低灌注征象（发绀或面色苍白）
持续性室性心动过速（VT）
无病理性 Q 波导联出现 ST 段抬高≥1 mm（V_1 和 aVR 导联除外）
监测 ECG 和 BP 存在技术困难
患者要求终止
终止试验的相对指征
尽管运动负荷增加，收缩压却自基线下降≥10 mmHg，但无其他缺血的证据
乏力、气短、喘息、腿部痉挛、跛行
进行性胸痛
高血压反应（收缩压＞250 mmHg 和/或舒张压＞115 mmHg）
ST 段或 QRS 波改变，如 ST 段广泛压低（ST 段水平或下斜形压低＞2 mm）或明显电轴偏移
除 VT 之外的心律失常，包括多源性 PVC、三联律、室上性心动过速（SVT）、心脏传导阻滞及缓慢性心律失常
出现束支传导阻滞或室间传导延迟，不能与持续性 VT 相鉴别

文章发表在 Journal of the American College of Cardiology，R. J. Gibbons, et al. Guideline update for exercise testing: A report of the ACC/AHA task force on practice guidelines（Committee on Exercise Testing），pg 6. Copyright Elsevier 2002.

正常心脏的运动心电图改变

运动时心率增快可引起动作电位时限、传导速率、收缩速率的变化，因此心脏功能正常的人在心率增快时心电图会发生以下改变：

- RR 间期缩短
- P 波振幅和形态发生微小变化
- 间隔 Q 波振幅增加
- R 波振幅自静息至亚极量运动时增加，然后在达到极量运动时降至最低
- QRS 波群时限略微缩短
- J 点压低

表 5.2 运动过程中心率与 QT 间期的正常关系

心率（次/分）	QT 间期（s）
60	0.33～0.43
80	0.29～0.38
100	0.27～0.35
120	0.25～0.32
140	0.23～0.28
160	0.21～0.26
180	0.19～0.24

运动试验中多选择 V_3 导联测定 QT 间期，因该导联可展示最大的 T 波振幅（静息心电图多选用 II 导联）

- T 波高尖（个体间差异高）
- ST 段呈上斜趋势
- QT 间期发生心率相关的缩短（见表 5.2）
- 连续心动周期中可观察到 P 波和 T 波的重叠

正常人群中 J 点压低导致 ST 段明显上斜，伴正常复极化或延迟终末去极化，而非心肌缺血。正常人群在运动过程中观察到的 J 点压低和 T 波高尖在恢复过程中可持续存在。

对已知或疑似存在运动或劳累相关性心律失常患者的评估

交感神经兴奋性增加，迷走神经兴奋性减弱，细胞内外的电解质、pH、氧分压等多因素，对心脏传导系统的自律性和折返性有很大影响。正因如此，运动是心律失常的潜在诱因。健康人及患者均可出现运动或劳累相关性心律失常，包括室上性心律失常、室性心律失常、窦房结功能失调。已知或疑似存在运动或劳累相关性心律失常的患者常会出现晕厥、晕厥前状态、心率增快或心悸的症状、呼吸困难、活动耐量下降、全身乏力等临床表现。

室性心律失常

运动或劳累诱发的心动过速，多提示心肌缺血或心脏结构异常，从而导致异常心脏反应或血儿茶酚胺浓度升高。30％～40％的健康人群在运动时会出现单个室性期前收缩（室性早搏）。单个

室性早搏多为良性且临床意义不大。冠心病患者运动时出现室性早搏的概率为50%~60%。一些患者，静息状态存在室性早搏，运动时室性早搏却消失了。运动对室性早搏的抑制效应，尽管可能与严重冠状动脉疾病有关，但其临床意义并未完全阐明。

通过运动显露潜在的心律失常具有一定的难度，因此对疑似运动或劳累诱发的持续性室性心动过速（VT）患者而言，运动负荷试验的价值有限且可重复性差。然而，在评估心律失常与劳累症状的相关性方面、评估抗心律失常药物疗效方面，运动负荷试验很有帮助。此外，VT通常见于结构或电异常性患者，包括心肌病、离子通道病（长QT间期综合征及Brugada综合征）、心脏瓣膜病、严重的缺血性疾病、家族性猝死（见图5.1）。其他综合征如心脏结构正常的右心室流出道VT（RVOT-VT）患者，也可出现运动诱发的VT（见第七章）。

尽管运动负荷试验存在很多缺点，但运动负荷心电图检查可为心律失常发生提供基本线索，是进行电生理检查前有价值的初筛工具。更重要的是，运动诱发的VT是死亡的重要预测因子，在运动负荷试验中出现复杂心律失常的人群死亡率明显升高。对于接受抗心律失常治疗的患者，运动诱发的VT伴随较高的猝死率。

运动诱发的非持续性VT不常见，仅对于先前讨论的一些疾病有临床意义。

如果出现频发的室性早搏、多源室性早搏、成对室性早搏、室性早搏连发（salvos），则需要停止运动负荷试验。应进行详细的心血管系统检查以揭示出现上述情况的病因。

室上性心律失常

单发房性期前收缩（PAC）常见且临床意义不大。相反，运动诱发的持续性室上性心动过速（SVT）可能伴发心房扑动或心房颤动（AF），具有重要的临床意义，通常预示着患者存在器质性心脏病、内分泌系统异常、代谢异常、药物不良反应（包括甲状腺功能亢进、酒精中毒、可卡因过量使用、地高辛中毒）等情况。图5.2为在极量运动负荷试验前，酒精过量引起的运动相关性SVT的具体表现（见第七章病例1）。

运动诱导的室上性心动过速（SVT）特征性表现为突然增加的快速心率，心率与运动负荷之

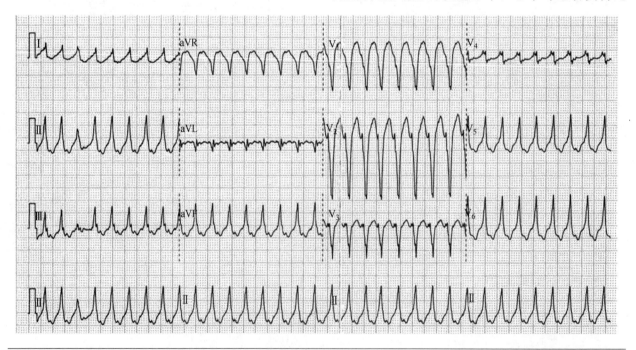

图5.1　一例肥厚型心肌病患者运动诱发的VT，心室频率197次/分

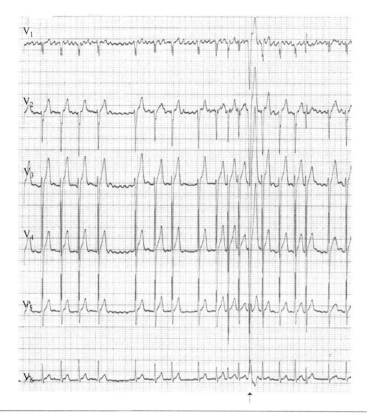

图 5.2　在运动负荷试验前，酒精过量引起的运动相关性 SVT（AF）。注意特征性的快速 AF 伴不同程度的心室传导（箭头所指为室性异位搏动）

间的线性关系不一致。QRS 波时限通常正常，但 RR 间期不规则、P 波与 QRS 波群之间的关联消失。当心室率增快时，SVT 常导致出现左束支传导阻滞（LBBB），其图形与室性心动过速（VT）相似（见图 5.3），需要进行鉴别诊断以避免误诊为 VT。

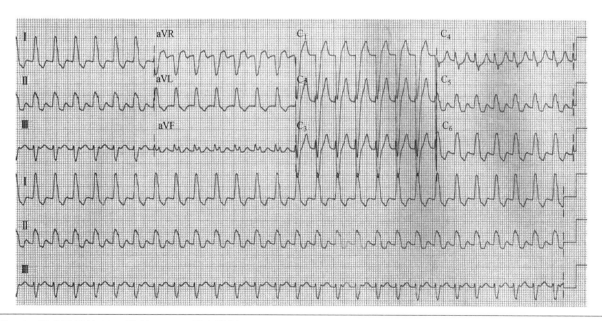

图 5.3　运动诱发的 SVT 引起 LBBB，形态类似 VT

心室对于 SVT 的反应受房室结的控制。房室结的复极速率和有效不应期决定了传导速率。用于 AF 患者的控制心室率的抗心律失常药物也是以控制房室结传导速率为目标。静息状态下的心室率控制水平并不能反映高心率水平时的心室率控制情况，因此运动负荷试验对于诊断心率依赖性 AF 并制订合理的治疗方案具有重要意义。

除了识别 SVT，运动负荷心电图还可以评估房性心律失常诱发快速心室反应的危险（如那些存在房室旁路的患者）。WPW 综合征患者心电图中预激波形的突然缺失提示旁路的前传不应期长于房室结。因此，当心率快于引起预激波形缺失的心率值时，一般不会引起快速心室率应答。

在某些情况下，运动诱发的 SVT 在运动终止后仍然持续，即使采用了兴奋迷走神经的措施（如按摩颈动脉窦、Valsalva 动作）也不能终止心动过速。如果患者出现症状并伴随血压下降，需行电复律或药物复律（见第七章病例 1）。运动负荷试验可用来评估药物治疗的有效性。

窦房结功能障碍

运动负荷试验可以用于鉴别运动后正常心脏变时反应（如运动员）与异常心脏变时反应的静息心动过缓者。心脏变时功能不全一般是指在没有心肺运动限制的情况下，运动后的心率没有达到年龄预测最大心率的 80%～85%。运动负荷试验对于诊断窦房结功能障碍的预测价值较小，因此有一定限制性。

运动后心脏变时性反应

异常心率恢复（指从最快心率到运动后 2 min 心率的下降≤12 次/分）是临床人群全因死亡率增高的强预测因子。相反，运动相关性血管迷走性晕厥的患者，运动后心率会迅速降低。

晕厥是短暂的意识丧失和体位异常，在运动过程中很少出现，但晕厥是存在器质性心脏病的不祥预兆。然而，与此不同，复发性特发性晕厥可在心脏正常的人群中运动后出现，而且据报道，此种晕厥在耐力训练的运动员中尤为普遍（见图 5.4）。运动诱发的血管迷走性晕厥的病理生理学机制尚不完全清楚，但是考虑与异常心脏变时性以及运动后直立体位引发的血管收缩应答有关。心排血量以及血压的大幅降低会导致大脑低灌注和晕厥。在无心血管疾病的患者中，运动相关性血管迷走性晕厥具有普遍性和良好的预后。可以采用一些简单的干预措施来预防晕厥，包括持续的锻炼和腿部交叉训练（见第七章病例 2）。

心电图运动负荷试验在冠心病诊断中的作用

已确诊或者疑似冠心病的患者常需做心电图运动负荷试验。在运动过程中，心肌需氧量的增加与心率和心肌收缩力有关，后两者又与运动强度（工作负荷量）相关。冠状动脉血流的灌注不

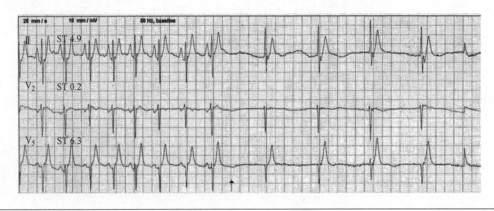

图 5.4　一名运动员在运动后发生血管迷走性晕厥的心电图，注意运动终止后快速、瞬时的心率下降（箭头）

足与心肌需氧量增加密切相关。一般情况下，当需氧量与氧气供应达到临界值时，在运动过程中会出现冠状动脉血流灌注不足（氧气供应量不足以满足需氧量会发生心肌缺血）。临界值的变化基于患者血流灌注不足的程度。并且，运动诱导的局部缺血位置取决于血流灌注不足的位置（即哪支冠状动脉受到影响）。缺血症状表现在以下方面：

- 患者出现心肌缺血的症状（心绞痛、呼吸困难）
- 心电图上可能会表现为 ST 段的改变
- 心脏功能受损导致每搏量减少、功能储备下降

ST 段改变

普遍认为 ST 段的改变是运动过程中反映心肌缺血的首要指标。三种类型的 ST 段改变与运动诱导的心肌缺血有关（见图 5.5）：

- ST 段抬高：在其他正常的心电图中，运动诱导的 ST 段抬高提示透壁性心肌缺血（由痉挛或临界病变引起），这种心肌缺血极易引起心律失常。ST 段抬高常见于 Q 波型心肌梗死之后，但是在具有正常静息心电图的人群中很少见。缺血部位的判断可通过观察 ST 段变化出现于哪些导联，

V_1 和 aVR 导联除外，因为 V_1 和 aVR 导联 ST 段变化无特异性。$V_2 \sim V_4$ 导联 ST 段抬高，多提示左前降支病变（电轴左偏）；侧壁导联 ST 段抬高，多提示左回旋支和对角支病变；Ⅱ、Ⅲ、aVF 导联 ST 段抬高，提示右冠状动脉病变（见图 5.6）。

- ST 段正常或无改变：静息状态下 ST 段异常的心电图变为正常可能提示缺血。缺血时 ST 段由压低回到基线，T 波由倒置变为直立。ST 段伪正常化应认为 ST 抬高，并提示心肌缺血。

- ST 段压低：运动诱发的心肌缺血最常见的 ST 段改变是 J 点的下移和 ST 段压低持续时间大于 0.06 s（3 mm）。ST 段压低有三种主要的形态：下斜型、上斜型和水平型（见图 5.5）。水平型 ST 段压低（见图 5.7）或下斜型 ST 段压低（见图 5.8）多见于心内膜下心肌缺血，而缓慢的上斜型 ST 段压低无特异性（见图 5.9）。

总的来说，公认的阳性试验的标准为：水平型或下斜型 ST 段压低 1 mm（零倾斜或负向倾斜）。多数运动试验要求 2 个或 2 个以上相邻导联出现水平型或下斜型 ST 段压低 1 mm。与静息 ECG 的 Q 波不同，ST 段压低并不能反映心肌缺血的部位。然而，出现 ST 段压低的导联越多，提示疾病越严重。

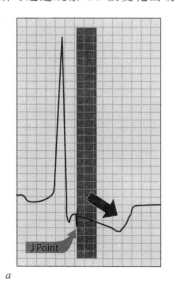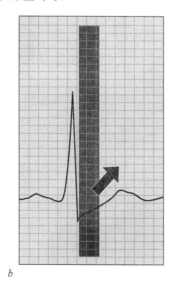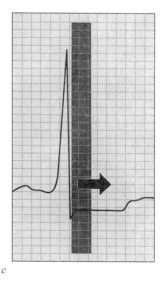

a　　　　　　*b*　　　　　　*c*

图 5.5　图示不同类型运动诱导的 ST 段压低，提示心肌缺血（J 点发生在 QRS 波群终末后 0.04 s）。上斜型 ST 段压低可能是正常变异型。**(a)** 下斜型 ST 段压低；**(b)** 上斜型 ST 段压低；**(c)** 水平型 ST 段压低

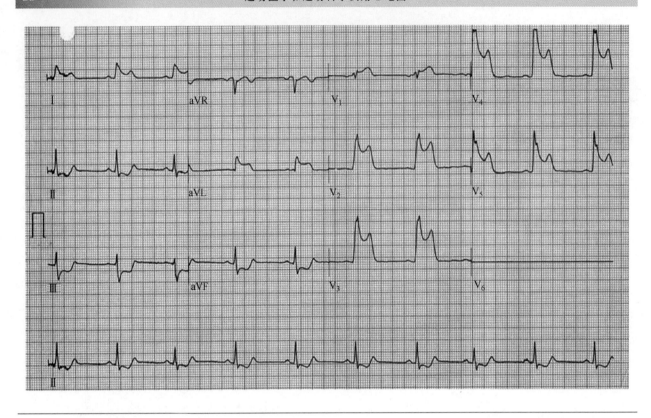

图 5.6 透壁性心肌梗死心电图：前壁、侧壁导联 ST 段抬高，对应导联（下壁导联）ST 段压低。典型的前壁心肌梗死

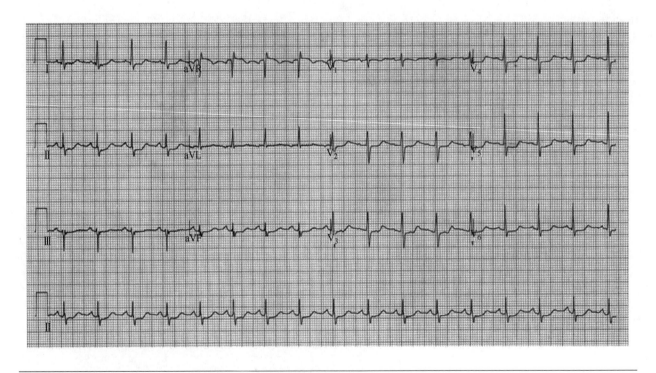

图 5.7 水平型 ST 段压低，J 点下移和 ST 段压低持续时间大于 0.06 s（3 mm），提示心内膜下心肌缺血

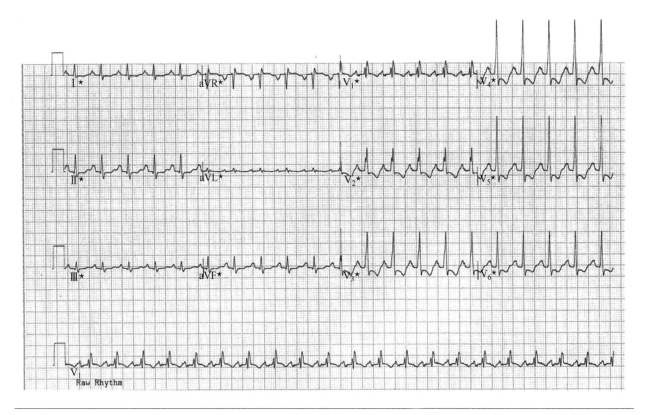

图 5.8 下斜型 ST 段压低，J 点下移和 ST 段压低持续时间大于 0.06 s（3 mm），提示心内膜下心肌缺血

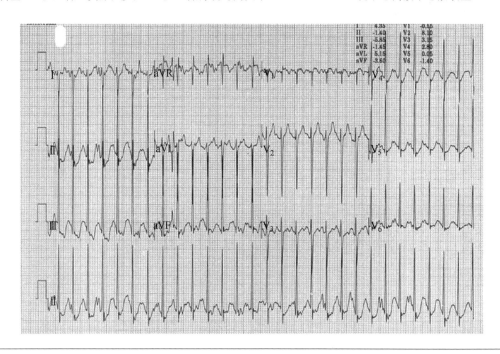

图 5.9 正常人常见缓慢上斜型 ST 段压低，对心肌缺血的判定无特异性

运动后 ST 段改变对评估 ST 段改变的临床意义具有一定价值。运动后即刻，心率和血压下降导致心肌耗氧量快速降低，使 ST 段正常化。然而，更常见的是 ST 段持续抬高。ST 段明显下降仅发生在运动后，可能表示心肌缺血，这类患者需要随访。

当分析 ST 段时，仅观察 V₅ 导联优于观察下壁导联和综合分析 V₅ 和 Ⅱ 导联。静息心电图正常、既往无心肌梗死病史，胸导联是诊断冠心病可靠的导联（监测肢体导联对诊断几乎没有帮助）。静息心电图正常人群，运动仅诱发下壁导联 ST 段压低的临床意义有限。

计算机处理

大多数运动负荷试验系统可提供计算机对 ST 段测量结果的总结（见图 5.10）。当分析静息心电图时，需要谨慎地使用这些衍生的平均值。在总结旁边，应同时提供基线、整个运动过程和运动后恢复时未经分析的心电图。目前，电脑评分或测量尚未得到充分验证，限制了其广泛使用。

心电图运动负荷试验在冠心病诊断中的敏感性和特异性

运动中 ST 段变化的解读受诸多因素影响（见表 5.3）。静息状态下出现左束支传导阻滞（LBBB）的患者应避免行运动负荷试验去验证心肌缺血。右束支传导阻滞（RBBB）的患者出现运动诱发的前壁胸导联（V₁、V₂、V₃）ST 段压低不能诊断为心肌缺血。相反，左胸导联（V₄、V₅、V₆）ST 段压低可能提示心肌缺血。然而，在运动中出现的 LBBB 被称为心率依赖的 LBBB，可能提示存在心肌缺血，需要随访。

由于身体特征、运动生理学、冠状动脉生理学及冠心病患病率存在差异，相比较男性，女性冠心病诊断困难。尽管心血管疾病是女性的主要死亡原因之一，超过了乳腺癌死亡率的 11 倍，但是女性冠心病患病率仍低于男性。ST 段对运动的反应在早年与性别有关，以及冠心病的较低患病率，导致运动负荷试验期间解读心电图的困难。

运动诱导的 ST 段压低在女性敏感性较低，反映出女性严重冠心病的患病率低，达到极量运动或有氧运动的能力减低。ST 段压低的特异性低被认为与冠心病患病率低、二尖瓣脱垂高发、X 综合征、微血管功能的差异及激素差异有关。应用非心电图终点如运动耐量、心率和血压反应及心脏症状，可以提高心电图在女性运动负荷试验中的特异性及敏感性。此外，运动负荷试验在女性人群中的限制已在临床指南中明确为性别特异性。

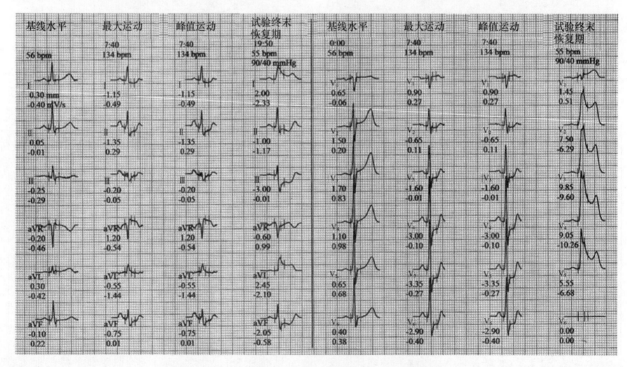

图 5.10 计算机衍生的 ST 段测量结果显示在肢体导联与胸前导联上，ST 段在基线水平、最大运动、峰值运动、试验终末/恢复期的测量平均值

表 5.3　造成假阴性和假阳性运动负荷试验结果的原因

假阴性原因	假阳性原因
因功能受限（体力受限或药物影响）或早期终止试验，未能达到诱发缺血的阈值	静息时复极化异常（如 LBBB、RBBB）
未能明确的非心电图体征和症状	心肌肥厚
血管造影证实的冠心病，但存在侧支循环代偿	加速型传导异常（如 WPW 综合征）
判定心电图改变的导联数量不足	非缺血型心肌病
静息时复极化异常（如 LBBB、RBBB）	低钾血症
技术或观察错误	血管调节异常
	二尖瓣脱垂
	心包疾病
	没有显著冠心病的冠状动脉痉挛
	贫血
	女性
	技术或观察错误

运动负荷心电图诊断冠心病的敏感性（心电图异常的人群中冠心病的百分比）和特异性（心电图正常人群中无冠心病的百分比）存在高度变异性，并且受很多因素影响。运动负荷心电图的敏感性受到假阴性结果的影响（冠心病患者的心电图未发生改变），造成假阴性的原因很多（见表 5.3）。假阳性结果（无冠心病患者发生提示冠心病的心电图改变）对运动负荷心电图的特异性有不良影响。如果不注意避免表 5.3 中所罗列的限制性因素，运动负荷心电图的敏感性和特异性会变化很大，可能极低。心电图运动负荷试验在严重冠状动脉疾病患者（如冠状动脉多支病变或病变阻塞程度严重）的敏感性高。运动持续时程、收缩压反应、最大心率、心率血压乘积、心绞痛症状、呼吸困难等数据，都能提升心电图运动负荷试验的敏感性和特异性。通常，心电图运动负荷试验的敏感性和特异性波动于 60%～80%。关于心电图运动负荷试验的详细讨论超出了本书的范畴，读者可参阅其他论述（见 ACSM，2000；Gibbons et al.，2002）。

关键点

- 劳累相关性症状是运动试验的主要指征；此外，运动试验在评价心肺功能、疾病严重程度及预后、出院前和出院后评估方面具有一定价值。
- 对所有人群而言，心肺运动负荷试验是运动负荷试验的重要补充，应尽可能使用。
- 运动过程中预期的心电图改变包括 RR 间期缩短、P 波振幅及形态的微小变化、间隔 Q 波振幅增高，从静息到亚极量运动时 R 波振幅升高，然后在极量运动时 R 波振幅降到最低。
- QRS 波群略微缩短、J 点压低、T 波高尖（个体间差异高）、ST 段上抬、与心率相关的 QT 间期缩短、连续搏动时 P 波与 T 波重合，这些均为正常心电图的表现。
- 运动诱发的心律失常可以通过回答评估静息心电图时的类似问题来确定：房性节律是什么？室性节律是什么？房室传导是否正常？是否有异常复合波出现？心律是否危险？
- 心电图运动负荷试验多用于已知或疑似冠心病的成年患者。运动诱发的心肌缺血导致的 ST 段改变主要有 3 种类型：ST 段抬高（透壁性心肌缺血）、ST 段正常或无改变（假性正常化）、ST 段压低（心内膜下心肌缺血）。

III

运动员心脏

第三部分重点讲述运动员心脏。第六章主要探讨与长期体育锻炼相关的生理适应性改变，主要表现为心脏增大、心室壁增厚、听诊时的心脏杂音、窦性心动过缓和心电图异常。这些生理性改变与病理过程中的一些现象非常相似，因此，需要精确诊断来鉴别其为生理性还是病理性，尤其要与可能导致运动员心源性猝死的病理变化相鉴别。了解经常出现在运动员个体静息或运动中的异常对于在运动环境中工作的人非常重要。随后的第七章提供了几个病例分析，来进一步阐述在处理运动员心脏时可能遇到的问题。

6

运动员心脏：生理性或病理性

长期体育锻炼会导致许多独特的结构和功能的适应性改变，表现为心室肥大、心腔增大、舒张期心室灌注增加、静息时和运动中的每搏量（和心排血量）增加，统称为"运动员心脏"。运动员静息血流量增加是听诊时第三心音和第四心音产生的原因（见第一章）。静息心率低，经常低于 60 次/分（心动过缓），以及与久坐生活方式的人相比较，在特定的亚极量负荷下的心率低，最大心率低（Whyte，George 等，2008；见图 6.1），也是运动员心脏的特征。静息心率的改变和运动

中心脏变时性反应的原因尚不清楚，迷走神经张力增加相关的每搏量增加可能是其原因。心脏的交感迷走神经控制改变以及结构的改变可能导致运动员心电图异常。

心脏增大和静息状态心动过缓是运动员心脏众所周知的特征，主要表现为胸部 X 线平片心胸比增加、体格检查时心尖搏动位置异常和幅度增大、额外心音和心电图异常。这些适应性的生理改变与病理性变化非常相似（Sharma 等，1997），因为病理性变化与心源性猝死相关，所以鉴别心

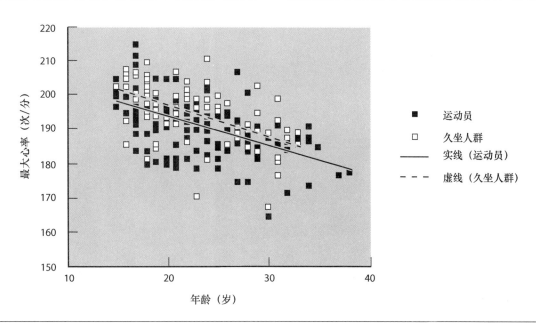

图 6.1 170 位优秀运动员和 95 位久坐人群最大心率的比较

Adapted，by permission，from G. Whyte et al.，2008，"Training induced changes in maximal heart rate"，International Journal of Sports Medicine 29（2）：129-133.

脏的病理性变化与生理性改变是非常重要的。

高强度训练的运动员的
心脏结构和功能

　　一般来讲，训练导致的心脏结构的适应性改变，根据作用于心脏的血流动力学负荷的特殊性质分为两大类型——耐力训练和力量训练（Naylor等，2008），这个分法是基于 Morganroth 假说。耐力训练，因为持续的静脉回流增加，引起心脏前负荷增加，同时，血压轻到中度增高，导致后负荷增加；前负荷和后负荷均增加，使得左心室腔扩大，同时左心室壁轻度增厚。反之，抗阻训练，因为肌肉收缩与 Valsalva 动作同时发生，导致血压显著升高，这导致后负荷一过性增高，使得左心室壁增厚，左心室腔的尺寸相对正常（见图 6.2）。然而，大多数训练项目会同时包含耐力训练和力量训练，很少有训练单独出现这两种截然不同的心血管反应。因此，简单区分耐力运动员和力量运动员的文献不存在。

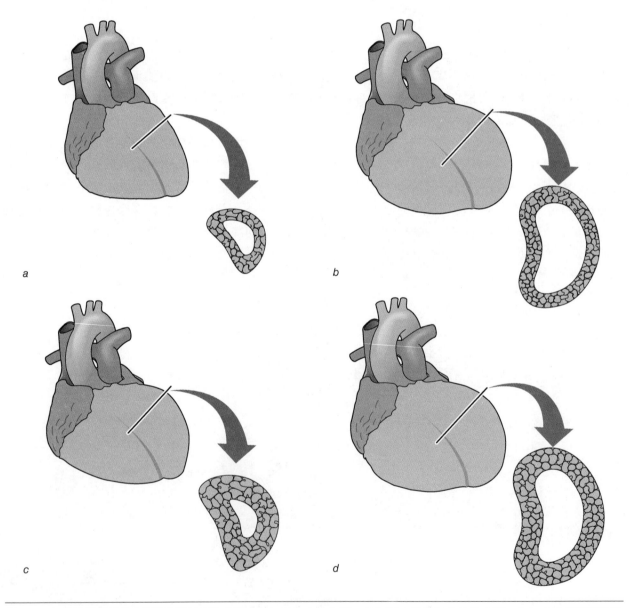

图 6.2　与训练刺激相关的不同心脏适应性变化。（**a**）正常人的心脏；（**b**）耐力训练运动员的心脏；（**c**）力量训练运动员的心脏；（**d**）耐力和力量综合训练运动员的心脏

在绝大多数运动员中，心脏的适应性改变反映的是前负荷增加和后负荷增加的混合效应。现实中最大的运动员心脏见于训练过程中兼有力量和耐力训练两种元素的运动员，经常是长时间进行高阻力型运动者，例如划船、骑自行车、皮划艇和游泳（Pelliccia 等，1991；Whyte，Georg，Sharma 等，2004；见图 6.2）。一篇最近的综述指出了 Morganroth 假说的局限性（Naylor 等，2008），支持力量训练的运动员中后负荷诱导的心脏适应性改变的研究数据不足，耐力训练的运动员似乎显示显著的心脏重塑，而那些力量训练的运动员的心脏适应性改变有限。

与匹配的非运动员对照相比，运动员的心脏尺寸轻度增大，但是有很大的重叠区。尽管差异比较小，但确实有统计学意义。与非运动员相比，运动员左心室壁厚度增加 15%～20%，左心室腔尺寸增大 10%。这些指标的轻度增加导致左心室质量的显著增加，大约 50% 左右（Maron，2002）。在运动员中，还可以观察到与左心室增大相伴随的左心房增大（Basavarajaiah 等，2006）。体育锻炼引起的心脏重塑存在种族差异：与高加索白种人运动员相比，加勒比黑人运动员的室壁增厚更多（高达 16 mm），心电图异常更明显（Basavarajaiah 等，2008）。在运动员心脏中观察到：尽管左心室质量显著增加，左心室收缩和舒张功能正常或增强（Whyte，George，Neville 等，2004；Whyte，George，Sharma 等，2004）。

绝大多数运动员的心脏大小在一般人群的正常范围之内（左心室壁厚度＜12 mm，左心室腔＜55 mm）。然而，小部分运动员的左心室壁厚度超出了预计的正常范围，而左心室腔大小超出正常范围更常见。在这组运动员中，心脏的维度分别与形态学上轻度肥厚和扩张的心肌病患者中见到的相似（Pelliccia 等，1991；Sharma 等，2002；Whyte，George，Sharma 等，2004）。考虑到心肌病是运动相关猝死的最常见原因（Sharma 等，1997），鉴别生理性心脏增大（运动员心脏）与心肌病非常重要。

多个研究已经确定了成人和青少年运动员的左心室壁厚度的正常上限（Pelliccia 等，1991；Sharma 等，2002；Whyte，George，Sharma 等，2004）。对于成年男性和女性运动员左心室壁厚度的上限分别为 14 mm 和 12 mm。在青少年运动员中，如果左心室壁厚度＞12 mm，则需要进一步的检查。在运动员中左心室腔的大小超出正常范围更常见，男性和女性运动员的上限分别为 66 mm 和 60 mm（Whyte，George，Sharma 等，2004；见图 6.3）。如果超过这些值应该引起重视，需要进一步检查以寻找潜在的原因。

运动员心脏的特征

- 训练导致左心室心肌质量（LVM）可逆性增加。
- 最大的心脏见于参与既需要耐力又需要力量的体育项目的运动员中。
- 男性和女性、年轻者（＜21 岁）和年长者，适应性变化相似；然而，男性的心脏较女性更大，年长者较年轻者更大。
- 男性和女性左心室壁厚度的正常上限分别为 14 mm 和 12 mm。
- 男性和女性左心室腔的正常上限分别为 66 mm 和 60 mm。
- 运动员心脏的舒张和收缩功能正常或更强。

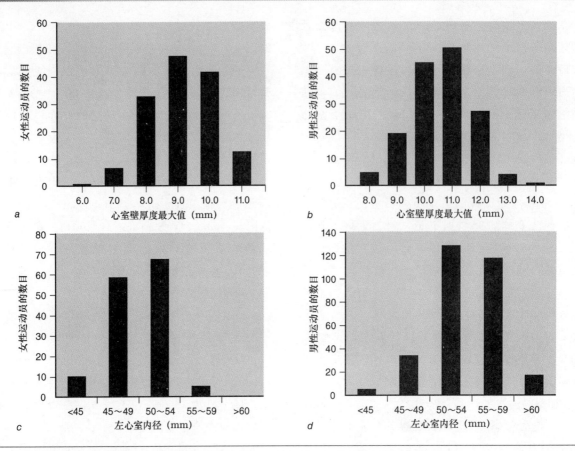

图 6.3   442 位英国优秀运动员（306 位男性，136 位女性）中左心室壁厚度和内径的分布

With kind permission form Springer Science＋Business Media：European Journal of Applied Physiology，The upper limit of physiological cardiac hypertrophy in elite male and female athlete：The British experiene，Vol. 92，2004，pgs. 592-597，G. Whyte，K. George，S. Sharma，S. Firrozi，N. Stephens，R. Senior，and W. McKenna. © Spring Science.

除了心脏的改变以外，运动员的血管结构和功能也有明显的改变。在运动员的动脉血管（如肱动脉、股动脉、腘动脉）中观察到动脉直径增加和血管内皮功能增强（Green 等，2004；见图 6.4）。

运动员的心电图

运动员心脏常见的心电图表现包括窦性心动过缓、窦性心律失常、左心室电压标准增高，以及早期复极化改变如高 T 波、凹形 ST 段抬高。不完全右束支传导阻滞（V_1 导联 rSr'模式，可能反映右心室增大）也比较常见。一度心脏传导阻滞（PR 间期＞0.2 s）和莫氏 I 型二度房室传导阻滞（见第四章）也是普遍表现，然而更严重的房室传导阻滞很少见。可以见到轻度 T 波倒置，通常局

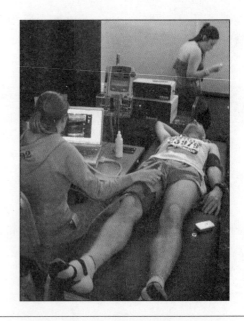

图 6.4   一个运动员正在进行血管结构和功能的评估。使用 M 型和多普勒超声来测量静息时股动脉结构和功能以及对缺血的反应［血流依赖性扩张功能（FMD）］

限于右胸导联（V₁、V₂、V₃），但 ST 段压低或 T 波深度倒置（＞0.3 mV）很少见。病理性 Q 波和左束支传导阻滞不是运动员心脏的特点（表 6.1）。

图 6.5 是一个优秀的耐力运动员的心电图，显示静息心动过缓、一度心脏传导阻滞、不完全右束支传导阻滞和左心室肥厚。运动员的静息心电图存在显著的种族差异（Basavarajaiah 等，2008）。图 6.6 是一个加勒比黑人运动员的正常静息心电图，表现为明显的左心室肥厚（Sokolow 标准＝52 mm）、圆顶状 ST 段抬高和右胸导联（V₁、V₂、V₃）T 波倒置。在加勒比黑人运动员中有时可以看到 T 波深度倒置，但是在高加索白人运动员中却非常少见。

这些异常改变在运动过程中可能消失。心脏传导阻滞和 T 波倒置经常在运动过程中变为正常。

表 6.1　运动员静息 12 导联中常见和不常见的表现

常见	不常见
窦性心动过缓/窦性心律失常	
一度房室传导阻滞	二度（莫氏 Ⅱ 型和以上）和三度房室传导阻滞
QT 和 QRS 延长	QR＞0.44 ms
左心室肥厚（Sokolow-Lyon 标准）	女性左心室肥厚（Romhilt-Estes 标准）
左心房/右心房增大	
ST 段抬高	任何导联的 ST 段压低
T 波高	T 波深倒
	轻度 T 波倒置（＜16 岁）
部分右束支传导阻滞	

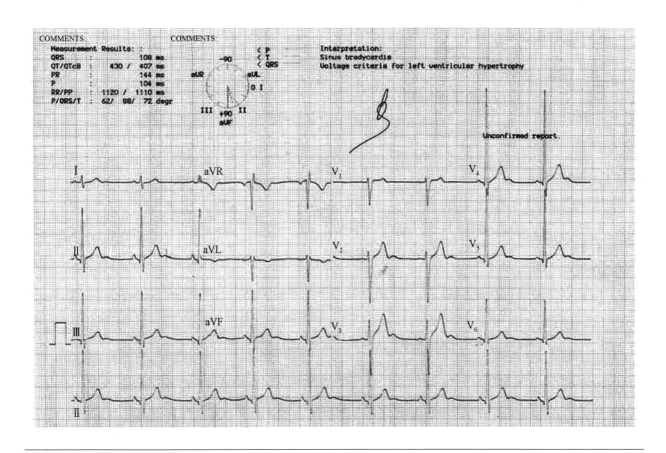

图 6.5　一位优秀高加索耐力运动员的心电图，显示静息时心动过缓、一度心脏传导阻滞、不完全右束支传导阻滞和左心室肥厚

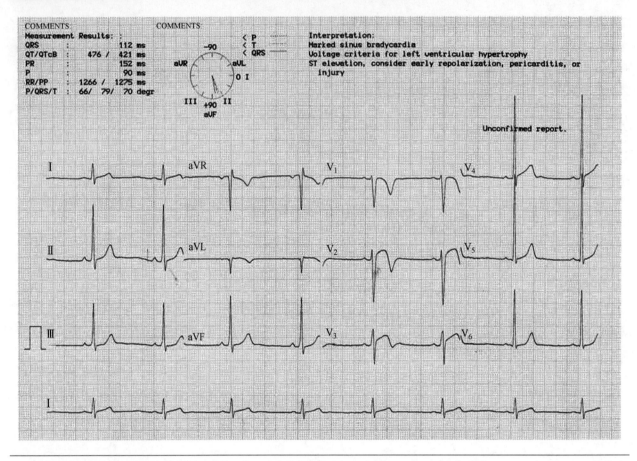

COMMENTS
Measurement Results: :
QRS   :   112 ms
QT/QTcB   :   476 / 421 ms
PR   :   152 ms
P   :   90 ms
RR/PP   : 1266 / 1275 ms
P/QRS/T   : 66/ 79/ 70 degr

COMMENTS
< P
< T
< QRS

Interpretation:
Marked sinus bradycardia
Voltage criteria for left ventricular hypertrophy
ST elevation, consider early repolarization, pericarditis, or
   injury

Unconfirmed report.

图 6.6　一个优秀加勒比黑人运动员显示明显的左心室肥厚（Sokolow 标准＝52 mm），上弧形（dome-shaped）ST 段抬高和右胸导联（V₁、V₂、V₃）的 T 波倒置

心律失常和运动员

运动员的心律失常从良性无症状到有症状，甚至可能致命。室上性和室性期前收缩比较常见，通常没有临床意义。与体育锻炼相关的高迷走神经张力可能会导致运动员对于某些缓慢型心律失常更加敏感。没有症状的缓慢型心律失常，如窦性心动过缓、结性心动过缓和莫氏二度房室传导阻滞（莫氏 Ⅰ 型）在运动员中很常见，主要原因是与高强度体育锻炼相关的高迷走神经张力。更严重的房室传导阻滞和室上性快速心律失常在运动员中不常见。在小部分运动员中，高的迷走神经张力可能会引起心房颤动（Whyte，Stephens，Budgett 等，2004b）。

潜在致命的室性心律失常在运动员中并不常见，而且通常与潜在的结构性心脏病、冠状动脉疾病或者离子通道病相关。患有这类疾病者，禁忌参加中至高强度的体育运动。在少数病例中没有上述易感疾病的情况下，也可能发生室性心动过速，可以通过电生理学的射频消融术来治疗（如 RVOT-VT；Whyte，Stephens 等，2008）。出现复杂室上性和室性心律失常的运动员应该进行全面的心血管检查以寻找潜在的病因。

晕厥与运动员

运动员出现不明原因的晕厥是个不好的征兆，需要进行细致的心血管评估。最常见的原因是血管迷走性晕厥，通常与神经介导的机制相关，但是也可能存在脱水和高温的因素。晕厥前症状和立位耐受不良经常出现于力竭性运动之后，在小部分易感人群中可能导致晕厥。这些运动后反应的潜在机制与心脏因素（心率和每搏量）或血管因素（总外周阻力）相关，或者与二者均相关（Privett 等，2008；Whyte，Stephens，Budgett 等，2004a；见图 6.7）。

尽管大多数晕厥发生于没有潜在心脏疾病的情况下，在考虑血管迷走性晕厥之前，仍需要排除结构性心脏病和其他可能的病因（见表 6.2）。整合性心肺运动负荷试验是有用的，应该进行该试验，并记录引起晕厥前症状或晕厥的运动时心电图（Whyte 等，1999）。出现过与运动相关的晕厥的运动员，如果心脏评估完全正常，可以安全地参加所有类型和强度的运动。如果在运动中反复发作晕厥，且参与的运动中发生一过性意识丧失是有危险的（如高速或者水中运动），就不能按照这个原则来处理。

血管迷走综合征的传统药物治疗包括 β_1 肾上腺素能受体阻滞剂、抗心律失常药物和血容量扩张剂。这些药物目前是国际体育管理机构的禁用药。此外，开具有负性肌力作用的药物处方时，应该非常小心。减轻或者消除血管迷走性症状的策略在于维持运动后的血压和静脉回流，包括冷身、咳嗽、肌肉收缩、腿部交叉（Krediet 等，2002）。

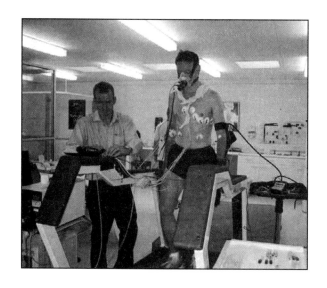

图 6.7 整合性心肺负荷试验来评估有血管迷走性晕厥的运动员，评价其运动前、中、后的心血管反应

表 6.2 晕厥的原因

血管迷走性	情绪性晕厥
	颈动脉窦性晕厥
	咳嗽
	吞咽、排便、排尿
	气道刺激
	运动后
直立性和血管性	原发性直立性低血压
	Shy-Drager 综合征
	糖尿病神经病变导致的直立性低血压
	药物诱导的直立性低血压
心律失常	窦房结功能障碍
	房室传导系统疾病
	阵发性室上性心动过速
	阵发性室性心动过速
	心脏植入物功能障碍
结构性心脏病	瓣膜疾病
	心肌梗死
	梗阻性心肌病
	锁骨下动脉盗血综合征
	心包疾病
	肺栓塞
	原发性肺动脉低压
神经源性	脑血管（如椎基底动脉疾病）
	中枢神经系统基质疾病（如癫痫、蛛网膜下腔出血）
非心血管疾病	低血糖
	血容量不足
	低氧血症
	过度换气
	惊恐发作
	癔症

Adapted from D. Wang, S. Sakaguchi, and M. Babcoack, 1997, "Exercise induced vasovagal syncope", Physician Sports Medicine, 25: 64-74.

运动员的心源性猝死

年轻运动员中心源性猝死（sudden cardiac death，SCD）被定义为非创伤性、非暴力性、因为心脏原因导致的意料之外的死亡。猝死可以发生于运动中，也可以发生于休息时。猝死的时间进程尚未完全明确，范围从运动中或运动后即刻至运动后 24 h 内。尽管缺乏共识意见，之前的研究显示，运动时有心血管疾病的人群心血管事件发生率增加 10 倍（Seto，2003）。作为一个不良事件，年轻运动员中运动导致的心源性猝死的相对风险据估计增高 2.5 倍（Corrado 等，1998）。年轻运动员猝死是少见事件，据估计，发生率在 1/300 000 至 1/100 000 之间，男性的死亡率高于女性 9 倍（Papadakis 等，2008）。根据州立中学协会全国联合会（美国）的数据估算，每年有 10～25 位年轻运动员（＜30 岁）死亡（Van Camp 等，1995）。因为缺乏设计良好的研究，心源性猝死的精确发病率尚不清楚。至目前为止，大多数的研究依靠医生的自我报告和媒体对死亡的报道。

尽管运动员猝死的发生率相对很低，但是其影响却非常深远，不仅影响运动员的直系亲属，还影响到其队友、当地社区和这项运动的整体。事实上，年轻运动员的心源性猝死经常被高度曝光，以致在全国甚至国际上产生后续影响。

年轻运动员（＜35 岁）的心源性猝死与一些遗传性、先天性和获得性的心脏疾病相关（见表 6.3）。来自英国、意大利和美国的数据显示，心肌病是年轻运动员中心源性猝死最常见的原因（见图 6.8）。肥厚型心肌病占美国心源性猝死的 50%（Maron 等，1996），而致心律失常性右心室心肌病（arrhythmogenic right ventricular cardiomyopathy，ARVC）是意大利北部 Vento 地区最常见的原因。在意大利人的数据中，肥厚型心肌病猝死发生率低的原因，可能与研究的偏倚相关，因为意大利运动员的运动前筛查较成功，从而导致心源性猝死的非肥厚型心肌病原因升高。年轻运动员中，心源性猝死的其他常见原因包括冠状动脉畸形和离子通道病，如 Brugada 综合征和长 QT 综合征（Papadakis 等，2008）。

据报道，年长运动员（＞35 岁）中，猝死的发生率为每慢跑 396 000 h 出现 1 例（Thompson 等，1982），但是对于有较高水平体育锻炼习惯的男性来说好像更低（ACSM，1995）。目前没有女性中猝死发生率的数据。冠状动脉疾病是运动相关的心源性猝死的最常见原因。运动过程中升高的代谢和生理需求导致心脏事件的发生风险增加。猝死经常发生于状态很好的年长运动员中，原因是这些人中原本存在的冠状动脉粥样硬化经常被掩盖。这些处于高风险的年长运动员经常有多个危险因素，包括吸烟、低于 55 岁的心肌梗死家族史、高血压和高胆固醇血症。

运动前筛查

心脏对于体育锻炼的生理性适应过程可能与病理过程类似（Sharma 等，1999；Whyte，George，Sharma 等，2004）。为了降低年轻运动员中心源性猝死的发生率，鉴别心脏结构和功能中的生理性改变与病理变化是非常重要的。心源性猝死的病因以及运动过程中事件的发生率增加，都表明在进行严格的训练和竞赛之前进行充分的心血管筛查和评估是非常重要的，可以识别出那些有潜在心血管疾病的人。对运动员静息时和运动中心电图的充分了解可以帮助诊断病变，识别有风险的运动员，而且是成功的运动前筛查项目的基础。

1996 年，美国心脏协会（AHA）制订了一个心血管筛查的共识，作为学生运动员运动前体格检查的指导，后来被整合入美国运动前体质评估指南（Smith 等，1997）。英国没有运动前筛查的

表 6.3　年轻运动员中运动相关心源性猝死的原因

常见	不常见
心肌病，包括： 　原发性左心室肥厚 　肥厚型心肌病（HCM）*	心肌炎
致心律失常性右心室心肌病（ARVC）**	冠状动脉疾病（CAD）
离子通道病，包括： 　长 QT 综合征 　Brugada 综合征	马方综合征 二尖瓣脱垂 预激综合征（Wolff-Parkinson-White 综合征） 主动脉狭窄

* 运动相关心源性猝死（ERSCD）最常见的原因
** 意大利北部 Veneto 地区 ERSCD 最常见的原因

Adapted from S. Sharma, G. Whyte, and W. J. McKenna, 1997, "Sudden cardiac death in young athletes-fact or fiction?" British Journal of Sports Medicine, 31（4）: 269-276.

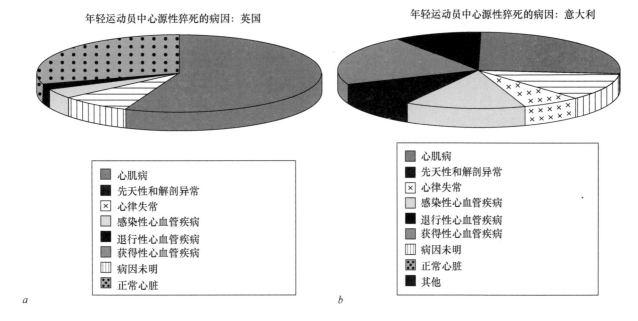

年轻运动员中心源性猝死的病因：英国

图例 a：
- 心肌病
- 先天性和解剖异常
- ⊠ 心律失常
- 感染性心血管疾病
- 退行性心血管疾病
- 获得性心血管疾病
- ▥ 病因未明
- 正常心脏

年轻运动员中心源性猝死的病因：意大利

图例 b：
- 心肌病
- 先天性和解剖异常
- ⊠ 心律失常
- 感染性心血管疾病
- 退行性心血管疾病
- 获得性心血管疾病
- ▥ 病因未明
- 正常心脏
- 其他

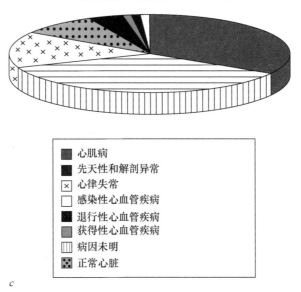

年轻运动员中心源性猝死的病因：美国

图例 c：
- 心肌病
- 先天性和解剖异常
- ⊠ 心律失常
- 感染性心血管疾病
- 退行性心血管疾病
- 获得性心血管疾病
- ▥ 病因未明
- 正常心脏

图 6.8　年轻运动员中心源性猝死

Data from England and USA：Adapted from B. Maron et al. 2007，"Recommendations and considerations related to pre-participation screening for cardiovascular abnormalities in competitive athletes：2007 update"，Circulation 115：1643-1655；Italy：Adapted from D. Corrado et al. 2006，"Trends in sudden cardiovascular death in young competitive athletes after implantation of a preparticipation screening programme"，JAMA，296：1593-1601.

指南或共识。由于英国不同运动的运动前筛查的设计和内容具有巨大的差异（Batt 等，2004），制订一个全国性的运动前医学评估标准（包括心血管筛查），将会提高运动员照护的质量。尽管来自意大利的有限证据表明，运动前筛查可以降低心源性猝死的发生率（Thiene 等，1999），因为包括英国在内的其他国家都缺乏系统性心血管筛查项目，对于这些项目的有效性仍需要进行全面的评估。

总体上，一个全面的心血管筛查应该包括家

族史、药物和毒品使用史、血压、脉搏、马方综合征的识别、心脏的听诊（如果进行超声心动图检查，可以不进行）、心电图和超声心动图。12 导联整合性心肺运动负荷试验对于鉴别诊断是非常重要的，经常作为运动员支持项目的一部分（Whyte 等，1999）。

关于运动前筛查的讨论主要围绕花费和时间这两大问题。因为超声心动图和心肺运动负荷试验要额外花费相当多的时间和筛查费用，这些工具经常与更专业细化的检查（包括移动式心电图监测、植入式心电事件记录仪和心脏磁共振成像）一起，在最初的筛查之后用作随访检查。

除了讨论运动前筛查在降低心源性猝死发生率方面的有效性，专家们还讨论纳入 12 导联静息心电图的价值。尽管欧洲采取了包含静息 12 导联心电图的运动前筛查方法，美国仍然反对将它纳入，理由是缺乏相关证据支持它能在家族史和症状问卷以及体格检查的基础上提高诊断能力。然而，最近的证据强化了将静息 12 导联心电图包括在最初的运动前检查中的重要性，原因是仅仅使用问卷筛查的特异性和敏感性太差（Wilson 等，2008）。

对于年长运动员，应该实施教育项目，来提高对报警症状的认识，报警症状包括胸痛、心悸和晕厥（昏厥）。年龄大于 40 岁的人进行剧烈运动应该小心，尤其已经有危险因素者。年长的人打算开始初次训练，或者是在长时间的久坐生活方式后开始进行训练，应该先征求医生的意见。在运动的过程中出现提示冠状动脉疾病的症状（包括胸痛、不同寻常的呼吸急促、头晕和心悸）者，在开始训练前应该进行充分的评估。

至于没有心脏疾病的人群中心源性猝死的原因，多为行进的物体或者是其他运动员的碰撞对胸部造成的钝性挤压（心脏震击猝死综合征）。已经识别出了心脏震击猝死综合征的三个决定因素：

- 直接针对心脏部位的相对低能量的胸部挤压
- 打击精确地发生于 T 波波峰之前的 15 ms，在心脏循环的这个节段，极易出现潜在致命性的室性心律失常
- 薄的、柔软的胸壁，是幼儿胸壁的典型特征

大多数心脏震击猝死综合征是致命的，也有小部分运动员能够存活，提示早期识别和快速进行心肺复苏和除颤的重要性（Maron 等，2002）。

关键点

- 体育锻炼导致的心脏结构和功能的适应性改变被统称为"运动员心脏"。常见的改变包括静息时心动过缓（<60 次/分）、左心室增大（室壁增厚和室腔扩大）、静息心电图的各种变化以及听诊时的额外心音。
- 变化的类型和幅度随性别（男性 vs. 女性）和种族（如黑人）不同而不同。
- 运动员心脏的改变与年轻运动员心源性猝死发现的疾病状态非常相似，这些疾病包括心肌病变（肥厚型心肌病、致心律失常性右心室心肌病）、电传导异常（长 QT 综合征、Brugada 综合征）和结构异常（冠状动脉畸形）。
- 运动员群体中的心源性猝死很少见，但是会偶尔发生。运动前筛查可能在早期识别有风险的运动员方面有价值，然而，需要更多的数据来支持筛查项目的有效性。

运动员病例分析

静 息心电图和运动心电图常用于许多临床工作和功能评估，协助对疾病状态进行诊断。这一章的 6 个病例分析展现出 12 导联心电图在临床工作中的多样性和多效性。每一个病例分析都会提供单个运动员或存在相同问题的多个运动员的临床发现，并结合相关的文献进行讨论，最后以要点总结的方式进行归纳。这些临床问题包括自发性心房颤动、运动诱导的血管抑制性晕厥、长 QT 间期综合征、右心室流出道室性心动过速（RVOT-VT）、致心律失常性右心室心肌病（ARVC），以及极限运动对心脏结构和功能的影响。

病例 1

一位自由式滑雪运动员的自发性心房颤动

背景

2002 年 10 月，一名 19 岁的白人男性自由滑雪运动员在英国奥林匹克医疗中心进行常规生理学评估。在完成标准化的运动前调查问卷并签署知情同意书后，确认该运动员既往无特殊病史，包括无心脏病家族史，不吸烟，偶尔饮酒，在观察期间无服药史。

常规的生理学评估包括使用增量跑步机测试运动员达到生理极限状态时的最大摄氧量（$\dot{V}O_2$max），并同时进行经口呼气样本收集（Oxycon Alpha，Viasys，UK），使用遥测技术（Polar Electro Oy，Finland）进行心率监测。测试结束后此运动员的心率并未如期下降，并出现胸痛和气促症状。随后的 12 导联心电图检查提示该运动员发生了心室率达到 155 次/分的心房颤动（图 7.1），并且心房颤动在之后长达 2 h 的心电监测中持续存在。该运动员甚至出现对心房颤动的轻度不耐受，表现为血压下降、胸痛、气促加重。超声心动图检查明确没有心脏结构和功能异常后，该运动员被收入冠心病监护病房（英国复苏委员会，2004），其心房颤动通过使用氟卡尼（150 mg，时间大于 30 min）成功复律，经过 24 h 的观察后出院。

4 周后的随访提示这名运动员仍然维持窦性心律，脉搏及心音正常，静息血压 124/80 mmHg。超声心动图检查显示其心腔内径正常，双心室收缩功能正常。24 h 动态心电图显示全程为窦性心律。在整合性心肺运动负荷试验中，在 Bruce 运动方案第 5 阶段的 1 min 20 s 到达其运动极限而停止试验。$\dot{V}O_2$max 为 53.5 ml/（kg·min）（年龄及

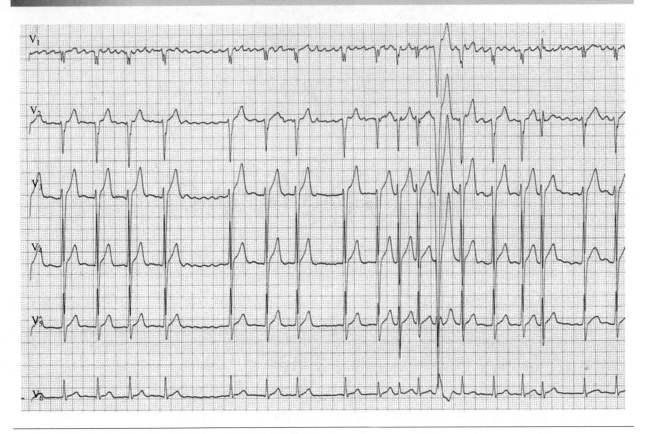

图7.1　运动后心电图显示为心房颤动，心室率达 155 次/分

性别预测值的 150％)，最大心率为 201 次/分 (年龄预测值的 100％)。在运动测试中该运动员的血压和心率反应均正常。在整个运动测试中及测试后未再发现心电图改变及节律异常。

　　随后的病史询问中，该运动员承认在进行生理学评估之前 2 天曾经饮入 12 U 酒精 (显著超过他的日常饮酒量)。因此他本次发生的心房颤动被诊断为饮酒诱发的孤立性心房颤动。对该运动员进行了关于饮酒和剧烈运动的相关建议。在未采取进一步措施的情况下，该运动员心房颤动未再复发。

讨论

　　由于缺乏运动前心电图和运动试验中的心电监护资料，很难确定该运动员的心房颤动是否在运动之前就存在。但是在运动开始，心室率约在 70 次/分时该运动员并没有症状，因此这次心房颤动有可能是他第一次心律失常的发作。心房颤动可由一些急性、暂时的原因导致，诸如药物 (合成类固醇；Sullivan 等，1999)、外科手术、电击、心肌梗死、心包炎、心肌炎、肺栓塞或其他肺部疾病、甲状腺功能亢进或其他代谢性疾病 (ACC/AHA/ESC，2001)。然而很多心房颤动的发作，就像此病例一样，是由饮酒诱发的。乙醇 (酒精) 可以导致心房兴奋性增高 (所谓的"假期心脏综合征")，并在极限运动时诱发儿茶酚胺相关性心房颤动。

　　室上性心律失常在运动员中并不常见，但心房颤动却是例外。由于高迷走神经张力的存在，心房颤动在运动员中的发生率可能较普通人群更高 (Furlanello 等，1998；Link 等，2001)。迷走神经介导的心房颤动在男性运动员更为常见 (Furlanello 等，1998)，同时也常与"孤立性心房颤动"相关 (ACC/AHA/ESC，2001)。孤立性心房颤动是指孤立性发生的、通常见于年轻人的、缺乏临床或超声心动图证据的心血管疾病。无结构性心脏病基础的心房颤动，常常起源于延伸入左心房的肺静脉袖，此处的房性心动过速可蜕变为心房颤动 (Haissaguerre 等，1998)。

　　心室对心房颤动的反应决定于房室结的电生

理特性及迷走和交感神经的张力水平。心房颤动伴极快的心室率（＞200 次/分）常提示存在房室旁路。本病例并未发现旁路的证据：心室率 155 次/分，PR 间期正常，心脏复律后的静息心电图无 δ 波（图 7.2）。分析该运动员的静息心电图可以看到 V₁ 呈 QS 型，提示不完全右束支传导阻滞，并伴有 ST 段抬高和 T 波高尖等复极异常表现。这些表现在运动员很常见，是对运动训练的一种生理适应性改变（Sharma 等，1999 年）。

运动员的自限性心房颤动发生血栓栓塞的概率非常低（Link 等，2001），因此除非心房颤动伴有严重的症状和（或）结构性心脏病，否则为预防心房颤动复发而使用抗心律失常药物通常是不必要的（ACC/AHA/ESC，2001）。对于那些有症状的运动员，β 受体阻滞剂和钙通道阻滞剂可以用于缓解症状，但是需注意，现在 β 受体阻滞剂在许多运动中被列为违禁药物。对伴有反复发作及有症状的阵发性心房颤动运动员，推荐使用射频消融术处理房性心动过速激动点。

运动员可以发生各种心律失常，有的良性、无症状，有的症状明显，甚至有潜在致命性（Link 等，2001）。运动锻炼导致的高迷走神经张力可能使运动员容易发生包括心房颤动在内的某些心律失常。确定有心律失常的运动员中哪些需要随访和治疗，哪些可以重新进行训练和参加竞赛是很重要的。

要点总结

小剂量的酒精就可能对优秀的运动员产生巨大的影响。所以应该事先告知运动员关于极限运动之前过度饮酒的潜在危险性。在生理学评估过程中进行心电图监护非常重要，这有利于提高对运动员的监护力度和安全性，因此应该常规开展。虽然运动员更容易发生心房颤动，但是心房颤动的发生率并不高。应该对发生心房颤动的运动员进行家族史调查，以排除家族性心房颤动的可能性。

改编自 *British Journal of Sports Medicine*，"Spontaneous atrial fibrillation in a freestyle skier"，G. Whyte，N. Stephens，R. Budgett，S. Sharma，R. Shave，W. McKenna，38（2）：230-232，2004.

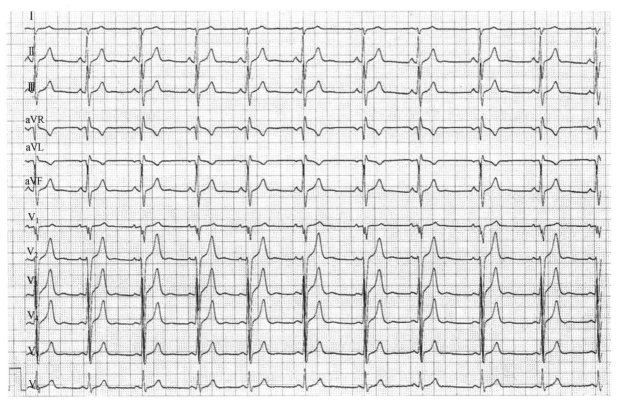

图 7.2 心脏复律后第 4 周随访时的静息心电图

病例 ②

一位划桨运动员的运动诱发的血管抑制性晕厥：治疗的困境

背景

在 2002 年 3 月，一位 25 岁的白人女性由于发生晕厥前驱和晕厥症状，被送到了英国奥林匹克医疗中心。这是一位参加单人赛艇项目的国家级划艇赛手，正在接受平均每周 10 个序列的训练。训练项目包括划桨和力量训练，并贯穿整个强化训练过程。该运动员的症状表现为在划桨测力计上进行的 2000 米最大测试试验后有 2 阵晕厥发作。在医疗救护过程中，该运动员分别发生一次晕厥前驱症状和一次晕厥。该运动员既往没有特殊病史，没有心脏病家族史，不吸烟，偶尔饮酒，观察期间也没有服药史。

心电图检查显示该运动员存在显著的窦性心动过缓（大约 40 次/分）和窦性心律失常，而其他指标包括 PR 间期和 QT 间期均在正常范围内。休息时的血压为 110/70 mmHg。超声心动图提示心脏各腔室内径正常，左右心室收缩功能正常，肺动脉瓣存在轻度反流（临床查体不能闻及杂音）。

在整合性心肺运动负荷试验中，该运动员完成了 Bruce 运动方案的第 5 级，并达到最大运动能力水平。测得的 $\dot{V}O_2$ max 为 60.6 ml/(kg·min)（年龄及性别预测值的 185%），最大心率为 186 次/分（年龄预测值的 95%）。其在运动中血压和心率反应正常，没有诱发出心电图异常改变和心律失常。然而在运动停止后，其心率（186 次/分至 100 次/分）和血压（200/90 mmHg 至 110/60 mmHg）有急促的下降。

该运动员被诊断为轻度运动诱导的血管迷走综合征，这种情况通常属于良性范畴，本无须治疗。但是这名运动员是一位具有国际水平的单人赛艇选手，在水上发作晕厥可能导致随后的落水及溺亡。这让治疗与否的决策制订陷入尴尬的困境。

讨论

晕厥是意识和体位张力的一过性丧失。晕厥很少发生于运动过程中，一旦发作则常为结构性心脏病的不良征兆（Sneddon 等，1994）。而运动结束后反复发生的晕厥称为特发性晕厥。此类患者通常有正常的心脏结构（Grubb 等，1993），据报道这种情况多见于进行耐力训练的运动员（Levine 等，1991）。

运动导致的血管抑制性晕厥的病理生理机制并没有完全阐明，早期针对压力感受器调节的研究提示颈动脉压力反射敏感性下降可导致血压调节受损（Stegmann 等，1974）。近期更多的研究（Levine 等，1991）则表明在血压的调节中，心脏每搏量和"三重积"（心率×每搏量×总外周阻力）同样重要。Levine 及其同事（1991）认为经过耐力训练的运动员的心室有更高的顺应性和可扩张性，这种改变与训练过程中的容量负荷逐渐增加相适应。因此和普通人相比，运动员的与左心室充盈压和每搏量相关的 Frank-Starling 曲线更陡峭。心室顺应性增大、陡峭的 Frank-Starling 曲线，以及异常的血压反应，有利于将大量血液送至运动的肌肉中，这对于运动状态的运动员是有益的。然而，这些反应对直立状态的运动员可能有不良影响，因为每搏量可能在充盈压降低后快速下降（Grubb 等，1993）。

本例运动员的超声心动图检查正常、训练过程中无心律失常的发作、静息心电图正常等均提示她的晕厥发作没有病理基础。近期的证据（Colivicchi 等，2002）表明，如果心血管检查结果均为阴性，则运动相关的晕厥预后较好。因此，无心脏疾病基础的运动员不应该被禁赛。本例运动员自己也是拒绝停止训练和比赛。

针对血管迷走综合征的传统治疗药物包括 β_1

肾上腺素受体阻滞剂、抗心律失常药物和扩容药物（Grubb 等，1993）。但在为该比赛选手以及其他优秀的运动员处方上述药物时，需要考虑更多的因素，例如国际性的赛艇比赛［国际赛艇联合会（FISA）］禁止在比赛中及比赛前后使用扩容药物、比赛中禁止使用 β 受体阻滞剂。另外，当处方负性肌力药物时也需要格外小心，例如使用 β 受体阻滞剂可导致血压正常的运动员的亚极限和极限运动能力下降（Van Baak，1998）。因此这类运动员不能使用上述药物，他们自己也不愿使用上述药物处理划桨运动导致的血管抑制性晕厥。

不能使用传统的药物治疗，又考虑到运动员不希望停止训练和比赛的心情，一个专为减少血管迷走综合征发作而设计的冷却训练方案得到了采用。这个方案有利于维持训练过程中的血压稳定和静脉回流，这样运动员就能坚持运动，而不是简单粗暴地停止训练，尤其是针对高强度的训练和比赛。自从采用了新的训练方案，那位划桨选手反馈在整个 2000 米的训练中只存在轻微的晕厥前驱症状，而没有晕厥的发作。

要点总结

优秀的运动员发生运动诱导的血管抑制性晕厥并不少见，接受耐力训练的运动员更容易发生。如果心血管系统的体检无阳性病理发现，则认为运动诱发的血管抑制性晕厥为良性的。药物不一定是治疗的最佳选择，特别对于优秀的、竞赛性的运动员。尽管此类情况可能被视作良性，却可能发生晕厥导致的外伤，对水上或水中运动员而言甚至有死亡风险。应该为运动员提供多种训练方案以减少晕厥的发生，包括训练后的延续、降低训练后机体的正性压力反射等。另外，队友和训练团队应该警惕此类状况的发生。

改编自 *British Journal of Sports Medicine*，"Exercise induced vasodepressor syncope in an elite rower：A treatment dilemma"，G. Whyte，N. Stephens，R. Budgett，S. Sharma，R. Shave，W. McKenna，38（1）：84-85，2004 with permission from BMJ Publishing Group Ltd.

病例 3

孤立性长 QT 间期在优秀运动员中的患病率及意义

背景

通常认为先天性长 QT 间期综合征（long QT syndrome，LQTS）是由肾上腺素介导的多形性室性心动过速的原因之一，并与年轻运动员发生运动导致的心源性猝死相关（Basavarajaiah 等，2007）。经过心率矫正后的 QT 间期（即 QTc 间期）延长，被推荐作为取消运动员参加竞技性运动的原因之一（Pelliccia 等，2006；Sharma 等，1999），尽管孤立性 QTc 间期延长本身不完全符合先天性长 QT 综合征的定义。

大量资料显示，运动员比非运动员有更长的 QTc 间期（Pelliccia 等，2000），由此导致诊断 LQTS 假阳性的可能性增加。虽然进行了运动员心电图的大量研究（Biffi 等，2002；Bjornstad 等，2006；Pelliccia 等，2000），但是孤立性 QTc 间期延长在运动员中的发生率，特别是其重要性，并未得到评估。

本研究的目的是通过 Holter 监测、运动试验、运动员一级亲属的心血管评估以及对取得同意的运动员进行基因检测的方式，确定 QTc 间期延长在较大群体的优秀运动员中患病率如何，并评估其临床意义。

现状

由于遗传性心脏结构异常和心电紊乱病因导致数名职业运动员死亡的案例，引起了业界的呼吁。运动员被要求在进入竞赛之前应接受恶性心血管疾病的筛查（Monnig 等，2006）。英国和其他大多数发达国家一样，由于经济因素、个人原因、基础管理机构等原因，进行广泛的筛查是不可能的。然而，某些运动团体，如英国草地网球协会、足球及美式橄榄球巅峰联盟、国际游泳和拳击队，都采用自筹资金强制性赛前健康筛查方案，检查项目包括病史采集、体格检查、12 导联心电图、超声心动图检查，如果需要还可进行进一步的检查。

运动员

1996—2006 年期间，年龄在 14～35 岁的 2000 名优秀运动员（平均年龄 20.24 岁）接受了健康评估，他们中包括男性运动员 1400 人（70%）和女性运动员 600 人（30%）。所有运动员的二维超声心动图检查均提示心脏结构和功能正常。他们分别参加 15 种不同的运动项目，其中绝大部分（71%）是足球运动员、橄榄球运动员、网球运动员和游泳运动员（见表 7.1）。所有运动员在研究期间至少参加了地区级比赛，其中 50% 正参加国家级比赛。16 岁以上的研究对象签署了知情同意书，16 岁以下则由其父母或监护人代替签署知情同意书。

表 7.1　参加不同运动的运动员数量

运动	运动员的数量	百分比（%）
足球	520	26
网球	450	22.5
橄榄球	256	12.8
游泳	202	10.1
划桨	88	4.4
自行车	64	3.2
田径	64	3.2
羽毛球	54	2.7
无挡板篮球	52	2.6
篮球	52	2.6
三项全能	52	2.6
拳击	42	2.1
曲棍球	40	2
击剑	32	1.6
速滑	32	1.6
合计	2000	

健康问卷调查

所有的运动员均填写了健康问卷调查，内容包括：心血管系统症状，重点强调与运动的关系；既往病史；日常服药情况；遗传性心血管疾病的家族史，包括早发心源性猝死、癫痫、一级亲属的不明原因死亡（除外溺亡和交通意外）等。

心电图

使用 Marquette Hellige 记录仪（Milwaukee, Wisconsin）进行标准 12 导联心电图记录，走纸速度 50 mm/s，电压 0.1 mV/mm。手工测量 II 导联 QRS 波起点至 T 波终点（定义为等电位线与 T 波最大降支切线相交处）为 QT 间期（Moss, 1993）。U 波不在 QT 间期的测量范围内，除非 T 波双相或发生 T-U 融合导致确定 T 波的终点困难。如果 U 波电压超过 50% 的 T 波电压，则将 U 波包括在内（Funck-Brentano 和 Jaillon, 1993）。连续检测 3～5 个心动周期的 QT 间期，计算平均值，再应用 Bazett 公式计算心室率矫正后的 QT 间期，即 QTc 间期（Bruce, 1971）。

进一步研究

QTc 间期大于 440 ms 的运动员停止训练 6 周后再次复查心电图和进行 48 h 心电图监测，完成运动负荷试验，以确定有无特殊表型特征的先天性 LQTS。

48 h 心电图

在进行 48 h 心电图检查时，鼓励运动员维持正常的（非运动性）日常活动。48 h 心电图监测主要用于分析是否存在阵发性多形性室性心动过速。

运动负荷试验

按照 Bruce 标准方案进行直立运动负荷试验（Cowan 等，1998），鼓励运动员尽量达到最大年龄预测心率（最大年龄预测心率为 220－年龄）。试验过程中进行 12 导联心电图持续监测以发现阵发性多形性室性心动过速。打印运动过程中的心电图，从心率增加达到 10 次/分起，直到心室率达到 130 次/分；以及在恢复过程中，从心室率 130 次/分起直到降低至基础心率水平前，计算 QTc 间期。运动负荷试验中，QTc 间期的测量选择 V₃ 导联，因为通常 V₃ 导联的 T 波幅度更明显（Wang 等，1996）。

一级亲属评估

邀请存在 QTc 间期延长的运动员的一级亲属，包括其父母和同胞，进行 12 导联心电图检查，以发现是否存在家族性疾病的证据。

基因检测

为所有存在 QTc 间期延长的运动员提供 LQTS 1 型至 3 型（KCNQ1、HERG、SCN5A）所有可能的基因突变检测。在得到知情同意后，基因检测才可以进行，并使用标准的基因检测方法进行突变分析（Curran 等，1995；Schwartz 等，1975；Wang 等，1995）。

结果

2000 名运动员中有 7 人（6 名男性，1 名女性）发现有长 QTc 间期，总发生率为 0.4%。这 7 名运动员的平均心率为 58 次/分（47～68 次/分），QTc 间期为 460～570 ms。7 名运动员中有 3 名的基线 QTc 大于 500 ms（见图 7.3）。所有运动员都没有症状，也没有人常规服用可能导致 QTc 间期延长的药物，没有先天性 LQTS 家族史和早发心源性猝死、突发晕厥、癫痫的家族史。7 名运动员都没有神经性耳聋（Moss，1986；Schwartz，1997）。7 名运动员与 QTc 间期延长可能相关的信息见表 7.2。

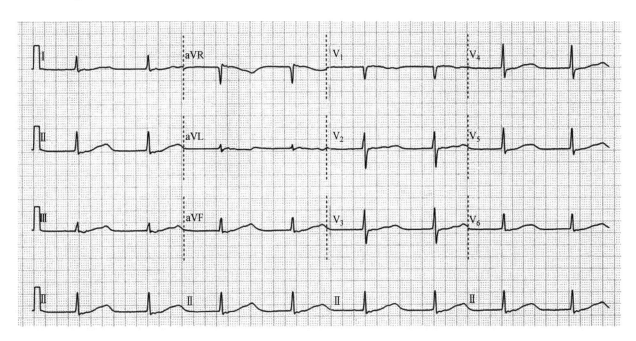

图 7.3　3 个运动员的 12 导联心电图显示 QTc 间期＞500 ms

表 7.2　**7 位 QTc 间期延长的运动员特点**

	年龄	性别	运动类型	QTc 间期	运动负荷试验阳性	一级亲属受影响	基因检测
运动员 1	17	男	游泳	532	是	是	阴性
运动员 2	19	男	橄榄球	570	是	否	阴性
运动员 3	16	女	游泳	515	否	是	LQT1 阳性
运动员 4	15	男	足球	460	否	否	拒绝
运动员 5	19	男	橄榄球	492	否	否	拒绝
运动员 6	15	男	网球	474	否	否	阴性
运动员 7	18	男	网球	490	否	否	阴性

48 h 心电图

伴有 QTc 间期延长的全部运动员均完成了 48 h 心电图监测。在整个记录过程中未发现存在多形性室性心动过速的证据。

运动负荷试验

在试验中，所有运动员达到了至少 90% 最大年龄预测心率。没有人发生多形性室性心动过速。但是有 2 名运动员在试验开始和试验结束后即刻表现出 QTc 间期的延长（见图 7.4）。两名运动员的基线 QTc 间期均大于 500 ms。

一级亲属的 12 导联心电图筛查

7 个运动员的父母和所有兄弟姐妹都同意进行 12 导联心电图检查。其中 1 个运动员有 3 个同胞，2 个运动员有 2 个同胞，其他 4 个运动员有 1 个同胞。2 个运动员有 1 个一级亲属具有长 QTc 间期，分别是一个父母和一个同胞受到影响（见图 7.5），这两个运动员的基线 QTc 间期均大于 500 ms。

基因检测

7 名运动员中，有 2 名运动员在进行相关咨询后拒绝了基因检测。其余运动员的基因检测结果在 4 个月后收到，1 名运动员的结果在标本上传后

12 个月才收到。5 名运动员中只有 1 人的基因检测诊断为阳性（20%）。这名有问题的运动员在 *KCNQ1* 基因的 c.691 位点发生了 C-to-T 的突变，导致密码子 231 位的精氨酸转变为半胱氨酸，并且他的基线 QTc 间期大于 500 ms。在其他 4 名运动员未发现任何已知可导致 LQT 1~3 型的基因突变。

讨论

运动员 12 导联心电图存在孤立性长 QTc 间期的概率

先天性 LQTS 的诊断包括 12 导联心电图显示 QTc 间期延长、有突发晕厥或多形性室性心动过速、有心源性猝死或 LQTS 家族史的"三联征"（Moss，1986；Schwartz，1997）。基于这个标准进行诊断的 LQTS 患病率在 1/2500 到 1/10 000 之间（Quaglini 等，2006；Zareba 等，1998）。然而，对先天性 LQTS 患者进行基因型–表现型关系的研究提示，相当一部分基因检测阳性的患者心电图表现为孤立的 QTc 间期延长。

目前的研究发现 12 导联心电图上 QTc 间期延长在运动员的发生率为 0.4%，高于预期，但与莫氏 I 型二度房室传导阻滞、游走性房性节律和右

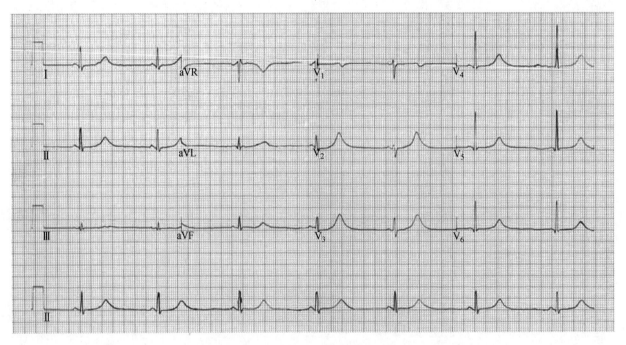

图 7.4 一个运动员（运动员 2）的 12 导联心电图显示在运动后的恢复阶段出现 QTc 间期的异常延长

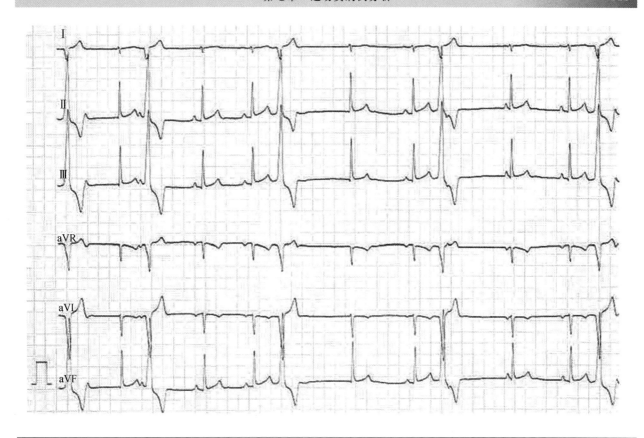

图 7.5　一名运动员（运动员 3）兄弟的 12 导联心电图显示长 QTc 间期

束支传导阻滞等类似，虽说相对少见，但在运动员属于正常变异（Pelliccia 等，2000）。实际上，意大利一项纳入 34 000 多名运动员的调查研究中，长 QTc 间期的发生率甚至更高，达到了 0.69%（Nistri 等，2003）。两项研究均提示 LQTS 在运动员的发生率明显高于其他运动相关性心源性猝死的心脏疾病，如肥厚型心肌病（Napolitano 等，2005；Nistri 等，2003）。考虑到多达 40% 的 LQTS 患者未能通过单独 12 导联心电图进行确诊，LQTS 的发生率可能更高（Funck-Brentano 等，1993）。运动员 QT 间期延长的高发生率最可接受的解释是离子通道异常先于心室结构和心功能异常，因此在运动中肥厚型心肌病更容易被发现。

运动员 QTc 间期延长的意义

研究发现 QTc 间期延长可能是 LQTS 的唯一表现形式，而且事实上某些突变，特别是那些可能存在 LQTS 1 型的突变，与运动中肾上腺素介导的心源性猝死相关。因此，现在一旦明确运动员存在 QTc 间期延长（>440 ms），则建议取消其参加竞赛型运动的资格（Pelliccia 等，2006；Sharma 等，1999）。然而，目前关于年轻运动员（<35 岁）猝死的资料显示，心脏结构正常的心源性猝死在年轻运动员中发生的比例不超过 2%～4%。这个比例与 QTc 间期延长的较高患病率相比较，说明大部分突变可能为良性的。

孤立存在的 QTc 间期延长对运动员的实际意义如何并未进行研究。除外药物的影响和电解质紊乱的因素，QTc 间期大于 440 ms 通常认为存在离子通道异常。但是和普通人相比，运动员发生 QTc 间期延长的概率更大。运动员发生 QTc 间期延长的机制并不清楚，可能与左心室质量增加导致复极延迟有关，另外 Bazett 公式可能不适用于心率缓慢的人群（Priori 等，2003）。但是由于 QTc 间期延长可能是致命性离子通道疾病的唯一表现，因此停止此类运动员参加竞赛的资格可能是必要的。如何对无症状和无家族史的单纯 QTc

间期延长的运动员进行处置，对于运动心脏病专家而言是一件困难的工作。

研究者对这 7 个运动员停止运动训练 6 周后的资料进行分析，希望能够排除体能训练（引起左心室质量增加和心率减慢）导致 QTc 间期延长的影响。研究的指标包括所有可能影响运动员（n＝7）表现的疾病状态和家族性疾病的证据。最后通过 Holter 监测、运动负荷试验和家族筛查的详细评估，在 7 名运动员中鉴定出了 3 例 LQTS（43%），并进行了分型。

有趣的是，这 3 名运动员都表现出基线 QTc 间期＞500 ms，并且存在运动中 QTc 间期反向延长或者一级亲属存在 QTc 间期延长的表现。这样的发现意味着 QTc 间期＞500 ms 是 LQTS 诊断的一个明确指征，同时考虑到 QTc 间期＞500 ms 是 LQTS 先证者发生心源性猝死的独立危险因素，因此解除相关运动员的参赛资格有利于最大程度减少运动相关的心源性猝死风险。如果可行，进一步的基因检测有利于确诊基因型和促进下一步的筛查。

灰区

与基线 QTc 间期＞500 ms 的运动员相比，QTc 间期＜500 ms 的运动员没有表现出任何先天性 LQTS 的特征，无论是运动试验、Holter 监测还是任何家族成员 QTc 间期延长表现。在这个研究中，有 50% 的运动员存在孤立的 QTc 间期延长但小于 500 ms，其意义如何不得而知，但可能是一种相对良性的表现。除非存在基因型诊断而被解除资格，对该类运动员进行密切的观察可能更为合适。事实上，对 LQTS 先证者进行危险分层也发现 QTc 间期＜500 ms 者通常属于低危人群（Malik 等，2002）。

基因检测

基因咨询之后，仅有 5 个运动员同意进行基因检测，说明对高级运动员进行基因检测的困难性。基因诊断结果目前不可能及时获得，会导致运动员在等待检查结果的过程中耽搁了参加训练的时间和进入比赛的时机。然而，对那名有确切证据

证实存在疾病相关突变的运动员而言，基因检测具有无法估量的价值，因为突变（*KCNQ1*）是运动诱发的室性心律失常最常见的因素。运动员若已经存在基线 QTc 间期大于 500 ms、相关的疾病表型和家族史，那么基因检测则可能没有必要。其余 4 个运动员未能进行基因诊断，虽然进一步的分析提示这些运动员或者存在没有被证实的基因突变，但也可能没有先天性 LQTS。

治疗

所有 QTc 间期大于 500 ms 并表现出先天性 LQTS 其他特征的运动员建议取消参加竞赛的资格。然而，其余 4 名 QTc 间期大于 500 ms 的运动员缺乏 LQTS 显性特征或不存在一级亲属相关疾病证据。由于缺乏疾病存在的客观证据，很难做出取消运动员参赛资格的决定。和指南的规定相反，临床医生做出的决定是允许运动员继续参加竞赛（Pelliccia 等，2006）。因为目前在英国还没有禁止 QTc 间期延长的运动员参加运动竞赛的强制性规定，除非存在基因诊断证据。为了等待基因诊断而强制性停赛造成的延误，运动员不能接受，而且也无助于确诊。幸运的是，所有 4 名运动员在随后平均 3 年的随访观察期内均状态良好，毫无不适症状。

要点总结

在无症状的运动员中 QTc 间期延长的患病率比预期多。无症状、无 LQTS 家族史但 QTc 间期延长的运动员，如果其 QTc 间期大于 500 ms 则高度提示 LQTS，建议取消参加运动竞赛的资格。QTc 间期延长小于 500 ms 对于无症状的运动员意义如何并不清楚，但是这个研究结果认为，如果缺乏 Holter 监测和运动负荷试验诊断 LQTS 的证据，也无 12 导联心电图发现家族病史的证据，禁赛是没有必要的。

S. Basavarajaiah, M. Wilson, G. Whyte, A. Shah, E. Behr, S. Sharma, "Prevalence and significance of an isolated long QT interval in elite athletes", *European Heart Journal*, 2007, 28 (23): 2944-2949, by permission of Oxford University Press.

病例 **4**

对一名优秀运动员 RVOT-VT 和 ARVC 的鉴别

背景

2005 年 10 月，一名 25 岁的非裔加勒比女性国际短跑田径选手来到位于英国奥林匹克医疗中心的运动心脏病学 CRY 中心，在此之前，她在运动中出现了胸部紧缩感、伴随不适当心动过速（便携遥测系统测得心率＞220 次/分）的呼吸困难，以及运动表现不佳。她并无家族病史，体格检查提示静息心动过缓，心脏听诊、血压和静脉压均正常，且无踝部水肿。静息 12 导联 ECG 提示窦性心律伴频发单形性期前收缩（LBBB 形态）及

频率为 140 次/分的单形性室性心动过速（VT）（见图 7.6）。24 h ECG 显示了相似的结果，VT 占总监测时间的＞20%（见图 7.7）。整合性心肺负荷试验显示 $\dot{V}O_2$max、心率和血压的运动反应正常。值得注意的是，运动中心率达 140 次/分后室性异位节律消失，而在恢复期相似心率时再次出现。

超声心动图提示左心室（left ventricular，LV）室壁厚度、LV 收缩和舒张功能正常。瓣膜及彩色血流均正常。右心室（right ventricular，RV）扩大，且在造影剂增强后显示运动减弱，尤

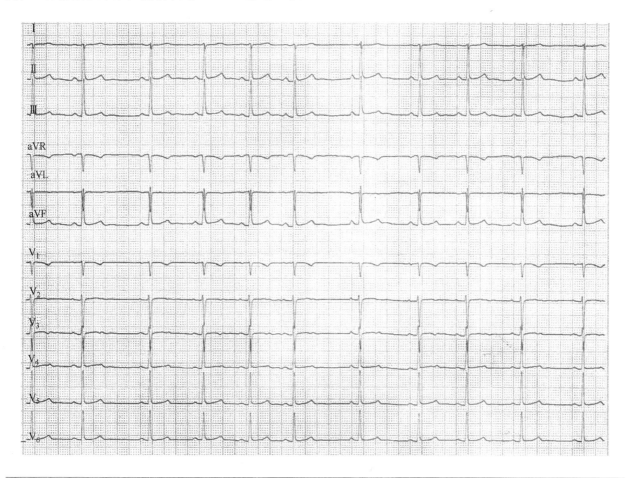

图 7.6 最初静息 ECG 显示三联律（右心室来源）

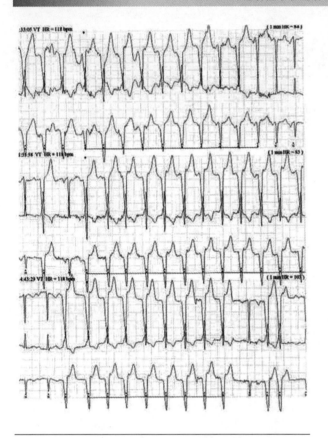

图 7.7　24 h ECG 显示非持续性 VT 多次发作

其是在心尖，出现造影剂清除延迟。行延迟钆增强心脏磁共振成像显示，心脏形态正常，LV 和 RV 功能轻度受损，无活动性炎症或纤维化证据。心导管检查显示 RV 压力曲线异常，LV 收缩功能轻度受损，尤以基底和心尖部为著。RV 造影显示 RV 扩大，中－重度收缩功能减弱。因此，建议该运动员终止训练，并开始应用药物治疗（卡维地洛和雷米普利）。

1 个月后对该运动员进行随访，发现其症状并无改善，且静息 12 导联及 24 h ECG 亦无改变。推荐进行射频消融治疗。应用起搏标测，成功对异位病灶进行消融。随后的检查提示静息 12 导联 ECG（见图 7.8）和 24 h ECG 正常。超声心动图显示 LV 内径和功能正常，RV 轻度扩大，RV 收缩功能正常。允许该运动员返回运动训练，在随访 3 个月时她的症状完全消失，检查结果也全部正常。在 12 和 24 个月随访时，她情况很好，且已完全恢复训练和比赛。此病例中应用临床信息已经过书面知情同意。

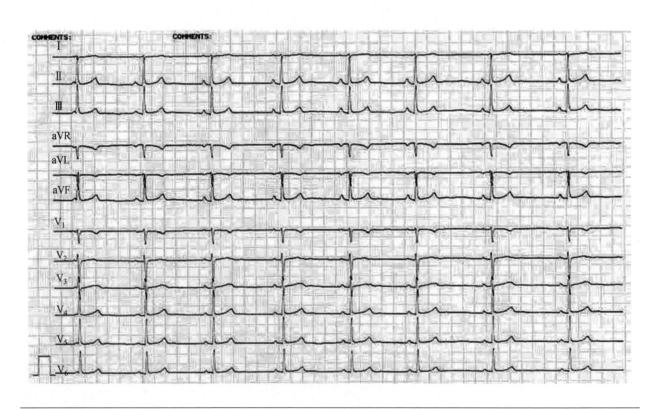

图 7.8　1 个月随访时的 12 导联 ECG

讨论

室上性心律失常、显著的缓慢性心律失常和复杂室性心律失常在运动员中的发生率均在上升。鉴于发生不良事件的潜在可能，对上述心律失常的来源是生理性还是病理性进行鉴别非常重要。新近一项研究报告了 46 名经过良好训练、出现室性心律失常的耐力型运动员的观察结果。其中 80％的心律失常为左束支形态，59％的运动员出现右心室来源心律失常，另有 30％为可疑右心室来源心律失常。上述运动员的预后不佳，在随访 4.7 年时 25％发生猝死（全部自行车选手）（Heidbuchel 等，2003）。而 Biffi 及其同事的研究结果则与此相反（2002），他们发现出现频发、复杂室性快速心律失常的运动员死亡率很低（对 355 名运动员随访 8 年，仅 1 例死亡）。

由于存在一些关键区别，有必要对上述研究进行仔细对比。Biffi 研究的 355 名运动员中，仅 38 例（11％）出现非持续性 VT，而 Heidbuchel 的研究中则为 100％（2003）。Biffi 研究中这 38 名运动员全部被取消了参赛资格，而 Heidbuchel 研究中的运动员则继续进行了训练和比赛。值得注意的是，Biffi 研究中所报告的那例运动员死亡发生于违反医学建议的竞赛中。

在终止训练和竞赛后，停止训练使室性心律失常的发生率和复杂性下降，这进一步证实对上述运动员限制运动的重要性（Biffi 等，2004）。Biffi 研究中大多数运动员为团队竞赛选手，而 Heidbuchel 研究中为耐力运动员。运动模式的重要性尚不清楚，但它很可能是合并心律失常的运动员预后的重要影响因素，这也许与耐力运动中普遍使用增强性能的药物有关（Heidbuchel 等，2003）。当然，这两项研究均证实对复杂室性心律失常者进行全面随访的必要性（Biffi 等，2002；Heidbuchel 等，2003）。预计仅＜10％的 VT 患者无明显结构改变（Biffi 等，2002；Heidbuchel 等，2003）。可在无结构性心脏病情况下发生的 VT 类型包括 RV 单形性期前收缩、RV 流出道 VT（RVOT-VT）、LV 流出道 VT（LVOT-VT）、特发性 LV 心动过速（ILVT）、特发性普萘洛尔敏感性（自发性）VT（IPVT）、儿茶酚胺多形性 VT（CPVT）、Brugada 综合征和长 QT 综合征（LQTS）。对于来自 RVOT 和 LVOT 的特发性 VT，心律失常为单形性，且一般非家族性。

RV 单形性期前收缩和 RVOT-VT 似乎是一个连续的过程。这两种疾病的静息 ECG 均无异常，超声心动图和冠状动脉造影亦无异常。高达 70％的患者 MRI 可出现异常，包括局部变薄、室壁增厚减弱和室壁运动异常（Globits 等，1997）。

RVOT-VT 总体预后良好。尽管如此，由于明确诊断对于消融效果和远期预后均构成一定影响，非常有必要对特发性 VT 与致心律失常性右心室心肌病（ARVC）等隐匿结构性心脏病进行鉴别，其中 ARVC 与猝死具有相关性。在意大利的 Veneto 地区，ARVC 是 35 岁以下人群心律失常猝死和年轻运动员运动相关死亡的最常见病因（Thiene 等，1999）。

RVOT-VT 的特征性形态是呈 LBBB 图形的复杂宽 QRS 心动过速，伴电轴下偏。多数患者出现心悸或晕厥前状态（50％），但极少直接发生晕厥（Srivathsan 等，2005）。特发性 LBBB VT 伴电轴下偏可发生于右心室流出道（RVOT-VT），并进入肺动脉（Thiene 等，1988）。RVOT-VT 存在两种表型：非持续性、重复出现的单形性 VT，以及发作性、运动诱发的持续性 VT。静息时观察到的 RV 单形性期前收缩可能在运动中减少或消失（Leclercq 等，1981）。与此相反，RVOT-VT 患者可在运动（或情绪刺激）下突然发生 VT。尽管如此，鉴于 RV 单形性期前收缩和 RVOT-VT 之间的连续性，RVOT-VT 的期前收缩亦可在运动中消失，正如本例患者所出现的。

细胞内钙超载似乎是 RVOT-VT 的主要机制。环磷酸腺苷（cAMP）具有调节细胞内钙的重要作用，因此，cAMP 浓度升高，则细胞内钙水平较高。可以通过刺激迷走神经或静脉注射腺苷（腺苷使 cAMP 浓度降低）来紧急终止 RVOT-VT。腺苷对于 VT 的作用，常被认为是其具有特殊机制的证明。在缺乏 cAMP 刺激的情况下，腺苷对慢速钙内流或瞬态钠电流没有作用，但在儿茶酚胺刺激下，腺苷可以使上述电流减弱，继而通过触发活动和 cAMP 介导的延迟后除极，从而终止 VT。这一机制看起来有些特殊，因为腺苷对结构性心脏病相关的折返性 VT 无效，无论是否需要儿茶酚胺来易化。尽管 RVOT-VT 对腺苷敏感，但由于与稳定性 VT 的治疗指南相背离，大多数到急诊室就诊的患者并未接受腺苷治疗。应用腺苷紧急终止 RVOT-VT 需要专家会诊。

RVOT-VT 的治疗包括 β 受体阻滞剂（抑制腺苷酸环化酶从而使 cAMP 下降）和钙通道阻滞剂（降低细胞内钙浓度）。但很遗憾，药物治疗仅有 25%～50% 的有效率（Buxton 等，1983），本病例也支持这一结果。与此相反，作为首选治疗方式的射频消融治愈率达 90%～95%，而严重并发症发生率仅≤1%（Klein 等，1992）。而且，药物治疗有可能违反世界反兴奋剂组织（World Anti-Doping Agency，WADA）条例，而被禁用于优秀运动员。

致心律失常性右心室心肌病（ARVC）是一种因纤维脂肪组织替代了心肌，而以右心室结构和功能异常为特征表现的心肌异常。这些纤维脂肪渗透入心肌，使其易于形成折返性室性心律失常（Sen-Chowdhry 等，2004）。这些心律失常通常由注射儿茶酚胺或强体力活动等肾上腺素刺激所引发（Gemayel 等，2001）。

ARVC 是心肌细胞间黏附性疾病，呈常染色体显性遗传，具有可变外显率和不完全表达。ARVC 相关基因尚未阐明，但 4 条染色体（1、3、10、14）上的 7 个位点已被定位（Gemayal 等，2001）。这些致病位点与盘状球蛋白、桥粒斑蛋白、斑菲素蛋白和桥粒芯糖蛋白等桥粒蛋白相关（Tsatsopoulou 等，2006）。

ARVC 的遗传病因，以及作为其首要临床特征的高猝死发生率，使得对患者一级亲属进行筛查以识别患病人群并明确诊断，变得极为重要。在本病例中，该运动员的一级亲属拒绝了筛查，因此无法对家族性心血管疾病进行检查。患者一级亲属拒绝进行筛查的情况并非少数，加之目前仍缺乏结论性的遗传学筛查，无创诊断技术在家族性心血管疾病诊断中就显得尤为重要。

一般认为，ARVC 的自然病程包括四个阶段（Sen-Chowdhry 等，2004）。早期临床表现是在潜伏（隐匿）期心电图异常后，于青春期和成年早期出现 RV 来源的快速性心律失常。因为猝死常常是这一阶段的首发症状（Heidbuchel 等，2003），早期进行无创诊断非常重要。由于相关表现不具有特异性，且缺乏单一诊断试验（Sen-Chowdhry 等，2004），临床诊断 ARVC 非常具有挑战性。因此，建立了基于结构、组织、心电图、心律失常和遗传特征的主要和次要标准（Richter 和 Hohnloser，2006）。符合不同类别的两项主要标准，或一项主要标准和两项次要标准，或四项次要标准者，可考虑诊断。尽管上述标准具有高度特异性，但对疾病早期仍然缺乏敏感性（Sen-Chowdhry 等，2004）。

ARVC 患者静息 12 导联 ECG 的典型表现是右胸导联 T 波倒置，而这在运动员中非常常见（Sharma 等，1999）。Epsilon 波（常见于 V_1 和 V_2）常被认为是 ARVC 的心电图标志，但这在标准 12 导联 ECG 中却并不常见（Richter 和 Hohnloser，2006）。RVOT-VT 患者的 12 导联 ECG 是正常的（正如本病例所示），但在很多早期 ARVC 患者中亦是如此（Sen-Chowdhry 等，2004）。尽管 ARVC 患者的 VT 与 RVOT-VT 的形态特征相似（LBBB 伴电轴下偏）（Gemayel 等，2001），但 VT 时 QRS 的形态和时限可能有助于鉴别诊断。ARVC 患者 VT 时全部导联的平均 QRS 时限均较 RVOT-VT 更长。这一差异可能与 RVOT-VT 缺乏慢传导组织有关。心内膜起搏标测研究证实了上述发现，该研究发现，ARVC 中少见的间隔或近间隔起源者 QRS 波时限较短（Ainsworth 等，2006）。因此，I 导联 QRS 波时限 >120 ms，且 QRS 电轴 <30° 者，提示为 ARVC（Ainsworth 等，2006）。

单纯以 ECG 鉴别 RVOT-VT 和 ARVC，尤其

在隐匿期，非常困难且需谨慎。电生理检查可辅助鉴别诊断，RVOT-VT 患者异丙肾上腺素诱发和程序刺激（心房或心室起搏）VT 的发生率较高（Biffi 等，2004）。

尽管 ARVC 主要与右心室相关，随着疾病进展，左心室也可受累（Gemayel 等，2001；Hirimoto 等，2000）。因此，有必要对 LV 进行仔细检查（Sen-Chowdhry 等，2004）。在 ARVC 的早期隐匿阶段，LV 受累非常少见。本病例 RV 运动减弱和收缩功能受损与 LV 功能受损伴随出现。尽管如此，仍应谨慎对待这一现象的解释，由于良性长期持续性或非持续性 VT 可造成心肌运动减弱，因此对左、右心室均可造成影响。消融异位病灶可以逆转这种运动减弱和功能受损，使左、右心室的功能恢复正常（Whyte 等，2007）。这一发现得到了 Yarlagadda 及其同事的证实（2005），他们逆转了复发性单形性 RVOT 来源室性异位搏动患者的不明原因（特发性）心肌病。尽管对所观察到的功能异常的机制尚不清楚，作者记录到消融后心室功能恢复正常。

通过超声心动图可视化评估 RV 常常并不满意。超声心动图造影可显著增强 RV 图像；而心脏磁共振被认为是无创组织特征描述的金标准，且建议对疑诊 ARVC 者作为初始评估。由于正常心脏也可见到脂肪堆积，有必要对纤维脂肪替代进行仔细识别（Sen-Chowdhry 等，2004）。此外，

ARVC 中所观察到的纤维脂肪替代常常是微观层面的，并不明显，因此可出现假阴性。尽管本例患者出现了左、右心室功能受损，MRI 并未提示典型 ARVC 表现，但仍不能排除早期隐匿阶段。

要点总结

运动员中严重的室上性缓慢性心律失常和复杂室性心律失常的发生率增加。由于这些心律失常具有发生不良事件的潜在可能，因此鉴别其为生理性还是病理性非常重要。对 RVOT-VT 和早期隐匿阶段的 ARVC 进行鉴别在临床上很具有挑战性。猝死常常是隐匿阶段的首发症状，因此早期诊断非常重要。在 ARVC 的隐匿阶段，常常没有专门进行大范围的心脏检查。有必要对患 RVOT-VT 运动员的心脏检查结果进行仔细解读。与运动员心脏有关的 ECG 异常可模拟 ARVC 患者相关表现。此外，即使无基础疾病，心脏功能受损亦可与长期 VT 相关。射频消融是有价值的鉴别诊断工具，因为该技术治疗 RVOT-VT 非常有效，而对于 ARVC 价值有限。在诊断特发性 RVOT-VT 后，持续的随访评估对于确定疾病状态非常重要。

经许可摘自 G. Whyte et al. 2008，"Differentiation of RVOT-VT and ARVC in an elite athlete," *Medicine and Science in Sports and Exercise* 40（8）：1357-1361.

病例 ⑤

治疗患者不能仅依靠血液学检查：长程耐力运动后心脏肌钙蛋白升高的提示

背景

2006 年 4 月，一位 43 岁的高加索男性俱乐部水平三项全能运动员，来到位于英国奥林匹克医疗中心的运动心脏病学 CRY 中心，以寻求随访咨询。在 2006 年 3 月，在以个人最好成绩完成一项铁人三项运动（3.8 km 游泳、180 km 自行车和

42 km 长跑）之后，这名运动员在收到信息时发生了晕厥前症状。他在随后接受了液体复苏（500 ml，1％盐水），并且恢复良好。此后，他在高温下长期站立后再次发生晕厥前状态和跌倒，但未晕厥。测量血压为 75/40 mmHg。在进一步液体复苏（500 ml，1％盐水）后，该运动员被转诊至当地医院心脏科。他意识清楚，核心体温、血

糖、血钠正常，且已没有症状。

　　该运动员的入院 ECG 显示前侧壁和下壁 ST 段轻度抬高（见图 7.9），且心脏肌钙蛋白 I（cTnI）轻度升高，为 0.06 U/L。超声心动图除显示轻度、向心性左心室肥厚外，其余正常。对该运动员行诊断性心导管检查，显示冠状动脉正常。由于 cTnI 轻度升高，且 ST 段轻度抬高，他被诊断为轻度心肌心包炎，并被建议 6 周内避免运动。在出院 2 周后的随访中，他的静息 12 导联 ECG 仍提示为前侧壁和下壁 ST 段临界抬高（见图 7.10）。超声心动图显示轻度、向心性左心室肥厚（12 mm），收缩和舒张功能正常。由于并无心肌炎和心包炎证据，该运动员立即恢复了训练和比赛。

讨论

　　长时间耐力运动后发生运动相关跌倒非常常见（O'Connor 等，2003），并且通常是良性的，但在有些情况下，也可能是严重和致命的。跌倒的良性病因包括极度疲劳、体位性低血压、脱水和腿痛性痉挛。严重病因包括低钠血症（低血钠）、中暑、低血糖、低体温、心脏停搏及其他疾病（Sallis，2004）。本病例中的运动员意识清楚，血糖、血钠和核心体温正常，跌倒的原因很可能为迷走神经反射导致的体位性低血压，并可能因脱水而加重。

　　尽管规律、中等强度体力活动对健康的益处已被广泛认可，但越来越多的证据也显示在超强耐力运动后，心功能出现急性下降，且心肌损伤标志物（cTnT 和 cTnI）可能升至急性心肌梗死截点水平以上（Dawson 等，2003）。在这些工作中有很多是针对铁人三项运动所做的研究（Douglas 等，1987；Whyte 等，2000）。

　　运动后 cTnT、cTnI 或二者均升高的发生率并不十分清楚。但近期一项研究显示，78% 的跑步者在完成马拉松后出现轻微心肌损伤（Shave 等，2005）。既往研究提示，上述改变可能实际上是生理过程，因为运动员们迅速（<24 h）恢复到了基线水平，且无临床意义。事实上，某实验室的最新工作显示，cTnT 在运动后 3 h 达峰值，并在运动后 24 h 恢复至基线（尚未发表）。这些发现与心肌梗死后心脏肌钙蛋白释放的动态变化形成了直接对比，对于心肌梗死患者，最初的未结合肌钙蛋白释放并下降后，在结构上结合的肌钙蛋白持续释放，使得心肌梗死后循环肌钙蛋白持续升高

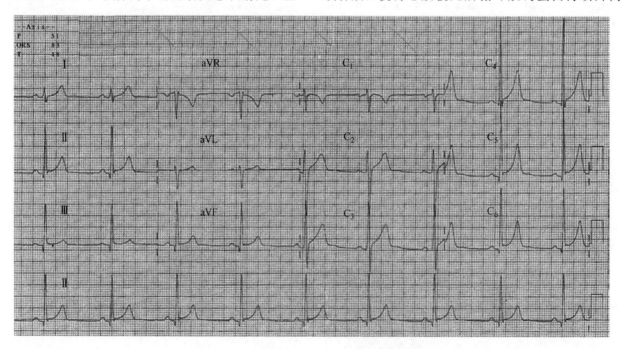

图 7.9　入院时的静息 ECG

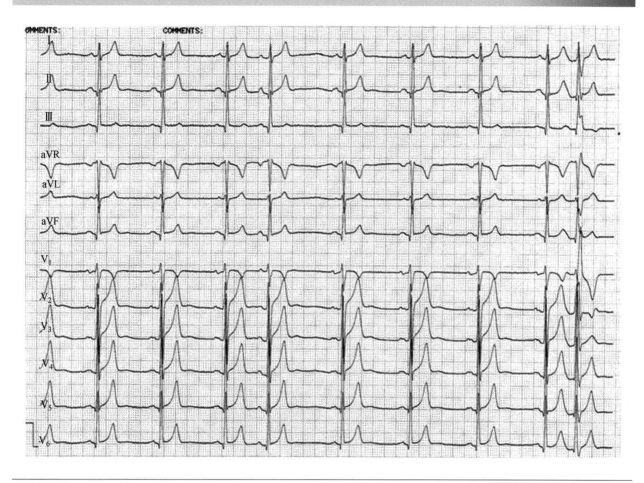

图 7.10　出院后随访时的静息 ECG

很多天（Newby，2004）。

本例运动员的 cTnI 水平与既往所描述的运动员在超强耐力运动后的表现相似，很可能代表着长程剧烈运动后的一种生理反应。应谨慎对待长程剧烈运动后的单次心脏肌钙蛋白检测结果。系列检测将有助于排除心肌梗死作为心脏肌钙蛋白升高的病因。

很多运动员发生的 ECG 改变与生理变化有关，并没有临床意义（Sharma 等，1999）。本例运动员 ECG 出现的广泛性轻微 ST 段抬高经随访检查后证实为正常变异。此外，超声心动图也没有提示心肌或心包损伤的证据，亦支持其为心理因素所致。对运动员在超强竞技性耐力运动前进行 ECG 筛查，有可能对识别长程运动后的病理状态有所帮助，并避免对运动员的误诊和误治。

对此主题的已知信息

自 20 世纪 90 年代晚期，大量文献报道了长程剧烈运动后的心脏功能和心脏损伤相关血液标志物的改变情况。目前认为长程运动后心脏肌钙蛋白出现，并在 24 h 内迅速恢复至基线，但心脏损伤表现在本质上是生理性的，且并没有远期意义。

本研究增加了什么

本研究强调了医疗支持小组和医院医务工作者在处理长程剧烈运动后的运动员时所面临的困难。尽管大量文献已经报告了长程运动后的心脏肌钙蛋白升高，但本病例显示对上述现象仍缺乏认知，且经常发生不恰当诊治。本研究提供了建议、指导和支持性文献，以帮助从业者处理此类问题。

要点总结

有必要对超强耐力运动后的心脏肌钙蛋白升高进行认真解读。在运动后对 cTnT 和 cTnI 进行系列检测，将有助于鉴别病理机制和潜在的生理改变。在比赛前对运动员进行 ECG 筛查，将对运动后的处理有所帮助。对超强耐力运动后心肌损伤的误诊和随后的不当处理，包括住院和侵入性干预，可能会很昂贵，且对运动员造成心理伤害。应基于全部已知信息对长程运动后的心肌损伤做出诊断，而不是仅仅依靠血液学检查。

摘自 *British Journal of Sports Medicine*，"Treat the patient not the blood test：The implications of an elevation in cardiac troponin following prolonged exercise," G. Whyte et al.，1（9）：613-615. © 2007 with permission from BMJ Publishing Group Ltd.

病例 ⑥
一例冠状动脉正常且无危险因素的年轻、终生规律运动者的急性心肌梗死

背景

2007 年 9 月，一位 46 岁的英印血统男性，在当地健身房进行规律运动锻炼后出现胸痛。这名男子是一名终生规律运动者，没有心血管危险因素和家族病史，且在发生事件时身体健康。最初考虑其疼痛为消化不良所致，但在 3 h 后症状加重，随即他被送往当地医院急诊室。入院时 ECG 证实为下侧壁 ST 段抬高。肌酸激酶和心脏肌钙蛋白 I 浓度分别为 1025 μ/L 和 29.5 μ/L。在转往三级医院行经皮冠状动脉介入治疗（percutaneous coronary intervention，PCI）的路上，他出现了 VF 心脏骤停，并经单次 360 J 心脏电击后转复为窦性心律。冠状动脉造影显示左冠状动脉无阻塞性病变，其右侧冠状动脉为主要优势血管，中段被大块管腔内血栓堵塞，经血栓抽吸导管多次抽吸，远端血流恢复，但仍有大量血栓存在于近端和远端血管。给予其阿昔单抗负荷量，以及多剂量腺苷和硝酸甘油喷雾剂。再次应用 ThromCat 血栓切除导管系统进行抽吸，血流进一步改善。

由于血栓负荷过重，未行球囊扩张或支架置入。给予患者 24 h 持续静脉输注阿昔单抗，并转运至医院。2 天后再次对其进行检查，并行血管内超声，结果确认右冠状动脉中段和远段内存在机化血栓，冠状动脉血流尚好，不需要球囊扩张或支架置入。当日患者超声心动图显示 LV 功能好，下壁无明显运动减低，右心室功能正常。急性心肌梗死 3 天后患者出院。

1 个月随访时，铊显像提示患者下壁心肌出现固定灌注缺损，LV 收缩功能保留。AMI 后 2 个月对其行搅动盐水气泡对比超声心动图，结果显示近端间隔变薄且显著运动减低，但并无卵圆孔未闭（patent foramen ovale，PFO）证据。AMI 后 2 个月行腺苷负荷灌注心脏磁共振（cardiac magnetic resonance，CMR）研究，显示从基底延展至心尖的下壁心肌梗死，受累面积达 LV 总质量（128 g）的 17%（21.7 g），LV 和 RV 功能正常（见图 7.11 和图 7.12）。目前患者仍保持身体健康，并被建议行规律中等强度运动，运动中避免收缩压过度升高。

讨论

大约 6% 的 AMI 患者冠状动脉是正常的。其机制并未完全清楚，包括高凝状态、冠状动脉内皮

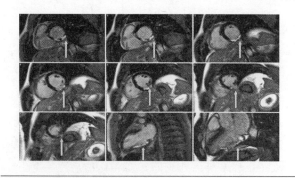

图 7.11 延迟钆增强 CMR 显示从基底延展至心尖的 LV 下壁心肌梗死（箭头所指的白色区域）

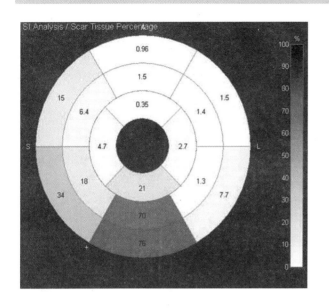

图 7.12 牛眼图显示了左心室的瘢痕组织分布。图中显示 21.7 g 的瘢痕组织（LV 总质量的 17%）集中于 LV 下壁

功能障碍、主动脉夹层、炎症、冠状动脉血栓、主动脉壁僵硬、可卡因滥用、一氧化碳中毒和反常栓塞。本例患者终生规律运动锻炼，且没有心血管疾病危险因素，发生了冠状动脉正常的 AMI。尽管左心室造影和超声心动图显示心脏功能正常，延迟钆增强 CMR 提示明显的心脏坏死，其远期预后较好，冠状动脉发病率和死亡率较低。但不应将急性胸痛视为良性过程，而是有必要进行医学评估。

冠状动脉正常的 AMI 通常发生于相对较年轻的人群（<40 岁），这些患者无既往胸痛史，无止血障碍，且无吸烟以外的危险因素（Chandrasekaran 和 Kurbaan，2002）。对于女性，口服避孕药、妊娠或围生期相关的高凝状态与冠状动脉正常的 AMI 有关（Raymond 等，1988）。大约 6% 的 AMI 患者冠状动脉是正常的。在 35 岁以下人群中这一数字上升至 10%（Raymond 等，1988）。由于对于"正常"的定义以及为确定疾病存在而进行调查的程度不同，文献中这一数字的差异很大。一项调查了 1150 例 AMI 患者的大规模研究显示，冠状动脉造影显示冠状动脉正常的发生率为 2.6%。在随后的随访评估中，真正冠状动脉正常的发生率降至 0.7%（Widimsky 等，2006）。上述发现支持对冠状动脉造影显示冠状动脉正常的

AMI 患者进行全面评估，以全面确立病因学、损伤程度和危险分层。

冠状动脉正常 AMI 的潜在机制尚未完全阐明。已假定存在一些独立或联合的机制，包括高凝状态、冠状动脉内皮功能障碍（冠状动脉痉挛）、主动脉夹层、炎症（病毒性心肌炎、自身免疫性血管炎）、冠状动脉血栓（原位形成或栓塞）、主动脉壁僵硬、可卡因滥用和一氧化碳中毒（Chandrasekaran 和 Kurbaan，2002；Kalaga 等，2007；Robisek，2002）。近期有报道提示反常栓塞的可能作用，这是由卵圆孔未闭所致的静脉-动脉循环分流的结果（Sastry 等，2006）。

尽管没有明显的冠状动脉疾病（coronary artery disease，CAD），在治疗上仍将 CAD 作为最主要的病因（Chandrasekaran 和 Kurbaan，2002）。事实上，内皮功能障碍可能与冠脉造影未显示的动脉粥样硬化相叠加，成为急性事件的潜在共同易感因素（Kardasz 和 De Caterina，2007）。冠状动脉正常 AMI 的患者远期预后较好，冠状动脉发病率和死亡率较低。再次心肌梗死、梗死后心绞痛、心力衰竭和心源性猝死很少发生。传统上认为远期存活主要与左心室残余功能有关，此类患者通常左心室残余功能良好（Tun 和 Khan，2001）。近期 CMR 研究提示，坏死心肌的量是危险分层中有价值的测量指标（Schmidt 等，2007）。尽管显示正常血管内超声和正常 LV 功能的正常心外膜血管对预测预后非常重要，但却无法阐明心脏损伤程度。CMR 可突出显示明显的梗死区域，提供额外的预后信息，并提示运动处方。

对此主题的已知信息

- 无明确冠心病而发生心绞痛样胸痛是一种常见的综合征。
- 6% 的 AMI 患者冠状动脉在造影时显示正常。
- 冠状动脉正常 AMI 患者的特征包括相对较为年轻（<40 岁），无既往胸痛史，无止血障碍，且无吸烟以外的危险因素。

本研究增加了什么

- 冠状动脉正常的 AMI 可发生于相对年轻的

终生运动锻炼者，且无心脏危险因素和家族史。

- "时间就是心肌"——不应将急性胸痛视为良性，有必要进行快速医学评估。
- 出现心脏肌钙蛋白是心脏损伤的特征性表现。CMR 是识别心肌损伤范围和辅助近期和远期处理患者的有价值工具。

要点总结

对于年轻、既往无症状且无 CAD 危险因素的患者来说，不应将其急性胸痛视为良性。冠状动脉正常的急性心肌梗死在行冠状动脉造影的患者中约占 6%。鉴于冠状动脉正常 AMI 的可能潜在机制存在多样性，有必要进行广泛评估，以确立病因学和心肌损伤程度，从而优化治疗，并辅助危险分层。

摘自 *British Medical Journal Case Reports*，"Acute myocardial infarction in the presence of normal coronaries and the absence of risk factors in a young，lifelong regular exerciser," G. Whyte，R. Godfrey，M. Wilson，J. Buckley，and S. Sharma. © 2009 with permission from BMJ Publishing Group Ltd.

索引